Nos enfants au Collège

—

Le Corps et l'Âme de l'Enfant

**

OUVRAGES DU Dr MAURICE DE FLEURY

A LA MÊME LIBRAIRIE

Le Corps et l'Ame de l'Enfant. Un volume in-18 jésus (5e ÉDITION), broché. . . . . **3 fr. 50**
Relié toile. . . . . . . **4 fr. 50**

Exercices physiques. — L'alimentation. — Le bain. — Le vêtement. — La chambre à coucher. — Le sommeil. — Les vacances. — Le cerveau de nos enfants. — Les facultés de l'âme; le libre arbitre. — L'énervement; l'enfant colère. — Comment on soigne la colère. — L'enfant peureux. — Le paresseux. — Les enfants tristes. — Sur le mensonge. — L'obéissance et l'initiative. — Les punitions. — Sur l'excès de tendresse. — La chasteté.

Nos enfants au Collège (*Le Corps et l'Ame de l'Enfant*). Un volume in-18 jésus, broché. . . . . **3 fr. 50**

Il a été tiré de cet ouvrage 12 exemplaires numérotés sur papier à la forme. Chacun de ces exemplaires est vendu 8 fr.

Pathogénie de l'Épuisement nerveux (*Épuisé*).

Traitement rationnel de la Neurasthénie (*Épuisé*).

L'Insomnie et son traitement (*Épuisé*).

Contribution à l'étude de l'Hystérie sénile.

Pasteur et les Pastoriens, avec une eau-forte par Bracquemond.

Éloge de Gratiolet.

Les Causeries de Bianchon.

Introduction à la Médecine de l'esprit. 7e édition (Ouvrage couronné par l'Académie française, par l'Académie des sciences et par l'Académie de médecine).

L'Ame du criminel (*Bibliothèque de philosophie contemporaine*).

Recherches cliniques sur l'Épilepsie et sur son traitement (Ouvrage couronné par l'Académie des sciences et l'Académie de médecine).

Les grands Symptômes neurasthéniques (3e édition).

Manuel pour l'étude des maladies du Système nerveux (Ouvrage couronné par l'Académie des sciences).

1068-04. — Coulommiers. Imp. PAUL BRODARD. — 6-05.

Dr MAURICE DE FLEURY

ANCIEN INTERNE DES HÔPITAUX

Nos enfants au Collège

Le Corps et l'Ame de l'Enfant

* *

Librairie Armand Colin

Paris, 5, rue de Mézières

1905

DÉDICACE

Je dédie ce petit ouvrage à mes collègues du Comité de la Ligue des médecins et des familles pour l'hygiène scolaire *, et plus spécialement à son président, le Dr P. Le Gendre, et à son secrétaire général le Dr A. Mathieu, qui l'ont conçue, organisée et animée, avec un zèle, une sagesse, une méthode vraiment dignes d'estime. Leur sollicitude inquiète de pères, leur connaissance approfondie de la psychologie du collégien, leurs convictions d'hygiénistes, leur expérience de praticiens les ont conduits à grouper autour d'eux — en vue d'étudier, de mûrir et de présenter aux pouvoirs publics toute une série de réformes utiles — des médecins particulièrement compétents, des éducateurs expérimentés, et quelques-uns de ces parents, trop rares, qui se soucient vraiment de faire donner à leurs fils une culture physique, intellectuelle et morale conforme, non* seulement aux besoins de ce pays et de ce temps, mais encore aux exigences du tempérament de chacun.

A l'appel de MM. Le Gendre et Mathieu, les médecins sont accourus; quelques professeurs éminents de l'Université et plus d'un directeur d'école ont apporté au comité de la ligue naissante l'appui de leur expérience et de leur bon vouloir. Il a reçu l'adhésion de quelques philanthropes habiles à faire à peu de frais beaucoup de bien. Mais les principaux intéressés, les pères de famille, ne sont venus qu'en petit nombre énumérer leurs doléances, et réclamer quelques progrès. Il fallait s'y attendre.

Débordé par ses occupations professionnelles, absorbé tout entier par la lutte pour l'existence, le père de famille le plus probe, dans la bourgeoisie moderne, n'a guère de loisirs pour prendre connaissance de l'âme de ses rejetons. Il ne s'alarme que quand ils sont malades d'une rougeole ou d'une appendicite. A l'ordinaire, vers l'heure du repas du soir, il écoute distraitement les menues aventures de la journée de collège, jette un coup d'œil rapide sur le cahier de notes, formule un compliment ou une gronderie, ébauche une caresse, et pense à ses affaires. Que l'enfant se débrouille! Il s'est bien débrouillé, lui, le père, alors qu'il était à cet âge. Et l'idée ne lui viendra guère, un soir, à tête reposée, de rechercher pourquoi son fils travaille indolemment, ni de se demander si nos enfants — élevés dans de grandes villes, baignés d'une atmosphère où tout vibre à l'excès, à une époque où le total des choses à apprendre s'accroît énormément, tandis que la race énervée tend à l'épuisement — si nos enfants n'auraient pas grand besoin d'une direction plus attentive, plus ingénieuse, mieux mesurée, pour devenir un jour des hommes de quelque trempe.

Je voudrais que ce livre éveillât dans l'âme de ces pères, trop distraits de ce grand souci, la conscience des devoirs que comporte le seul fait d'avoir mis au monde des enfants qui n'ont point demandé à y venir.

M. F.

NOS ENFANTS

AU COLLÈGE

INTRODUCTION

L'égoïsme est le fond des actions humaines. C'est parce que je suis père, et directement intéressé dans le sujet, que je me suis mêlé d'écrire, une première fois sur l'éducation de la seconde enfance [1], et maintenant sur la vie du collège.

En plaidant la cause de mon fils, on voudra bien considérer que je plaide du même coup celle de trente mille petits Français, qui — conduits par des maîtres presque tous distingués, et tels que nulle part il ne s'en peut trouver de plus instruits — traînent pourtant sur les bancs du collège une

1. *Le corps et l'âme de l'Enfant*, un volume in-12, 3ᵉ édition, à la librairie Armand Colin.

vie pitoyable, sans entrain et sans goût, gaspillée à la fois pour le plaisir et le travail, pour le développement physique et la culture de l'esprit, et dont ils garderont plus tard ce goût amer, ce souvenir presque sinistre que beaucoup d'hommes de ma génération ont conservé.

Il me faut dire tout d'abord que je n'entends point ici chercher noise aux établissements d'enseignement secondaire de l'État. A plus d'un point de vue leur supériorité éclate. Pour ma part, élevé moitié au lycée, et moitié dans un collège de jésuites, j'ai voulu, toutes réflexions faites, confier mon enfant à l'Université, à laquelle plus d'un lien m'attache. Les récentes décisions prises par les Chambres et le Gouvernement, j'entends la fermeture des écoles congréganistes, vont encombrer un peu plus nos lycées. Ce n'est pas le moment de les accabler de critiques.

Seulement, il m'est bien permis de vouloir fermement, pour mon fils — et pour tous ceux qui lui ressemblent — une éducation moins imparfaite, moins incomplète et surtout moins impersonnelle, moins à la grosse, puis-je dire, que celle qu'on lui distribue imperturbablement, sans se demander un instant si c'est bien là ce qui convient à cette petite personne humaine très spéciale, en voie de formation, c'est-à-dire à l'une des heures les plus importantes de la vie.

On a, ces temps derniers, énergiquement remanié les programmes, et d'une main souvent heureuse, je le reconnais volontiers. M. Leygues et M. Chaumié ont beaucoup fait pour donner vie aux modifications considérables qu'avait demandées la grande commission présidée par M. Ribot. La plupart des proviseurs, un bon nombre de professeurs se prêtent à cette évolution avec un bon vouloir touchant pour qui connait toute la force de la routine.

Mais il reste beaucoup à faire.

Ce qu'il faudrait atteindre, maintenant, c'est la tournure d'esprit des professeurs, leurs tendances, et, pour tout dire d'un mot, leur psychologie de l'éducation.

Un exemple.

Leur idée dominante, en matière de pédagogie, est assurément celle du libre-arbitre, dans toute son ancienne rigidité, et non point telle que l'ont, depuis beaux jours, modifiée les observations des médecins et les réflexions des psychologues modernes.

Pour les maîtres de nos lycées, à de bien rares exceptions près, tous les enfants, à moins de maladie formelle, sont égaux en vigueur, en résistance au travail, et sinon en acuité intellectuelle, du moins en faculté d'attention et en volonté disponible. On leur accorde qu'ils puissent être, de naissance, moins vifs d'esprits que tels de leurs camarades, mais on ne leur concède en aucune façon qu'ils puissent être moins attentifs ou moins appliqués à bien faire. On ne connaît point, au lycée, ces maladies de la mémoire, de l'attention et de la volonté, si bien décrites et classées depuis les publications de M. Ribot, et tous les jours nos fils sont rendus responsables de tares dont nous avons le droit de dire qu'elles sont dues à leur hérédité ou à l'état défectueux de leur nutrition cérébrale.

Au dernier congrès d'hygiène scolaire, où se sont discutées tant de questions passionnantes, presque tous les orateurs médecins ont insisté sur le nombre considérable des élèves de qui l'esprit n'est pas tout à fait libre de donner, au commandement, les efforts qu'on réclame de lui. L'inspecteur général délégué par le ministère, homme habile et peu soucieux de voir bouleverser l'état de choses actuel, eut grand soin de retenir, pour la combattre, cette opinion. A ses yeux, le nombre des sujets anormaux, des petits neurasthéniques, des jeunes ralentis de la nutrition n'est que quantité négligeable. Son affirmation, j'en ai le souvenir, fut singulièrement catégorique. Et cependant qu'en savait-il? Pas grand'chose, certainement, puisque la nature de ses études ne le préparait en rien à ces diagnostics, que seul un médecin spécialiste saurait faire. Songez donc! une notion qui réduirait à presque rien la vieille conception de la paresse, du mauvais vouloir, du mauvais élève! Pour rien au monde on ne saurait l'admettre.

Voyez pourtant les résultats.

Sur une trentaine d'élèves dont une classe se compose, il en est sept ou huit qui retiennent vraiment la sollicitude du maître. Une vingtaine viennent ensuite, dont il corrige les devoirs, et que de temps à autre il interroge pour l'acquit de sa conscience; ceux-là sont médiocres et partant peu intéressants. Puis viennent, « à la queue de la classe », comme on a coutume de dire, huit ou dix traînards qui lui sont franchement antipathiques, car il les tient pour responsables de leur mollesse, de leur inattention, de la torpeur voulue de leur esprit. Il ne se croit, vis-à-vis de ceux-là, d'autres devoirs que d'en faire, de temps en temps, la risée de la classe, et de les accabler de leçons supplémentaires. Il s'en moque et il les châtie, parce qu'il ne voit en eux que de méchants gamins, volontairement entrés dans la mauvaise voie, alors qu'il ne tiendrait qu'à eux de briller au premier rang.

Je sens, je vois que bon nombre de mes lecteurs inclinent naturellement à partager ce sentiment. C'est là l'opinion courante. Mais j'espère leur démontrer, et jusqu'à l'évidence, combien elle est inadmissible. C'est ce malentendu qui rend si formidable le nombre d'enfants pour qui les dix années d'enseignement primaire et d'enseignement secondaire sont au trois quarts perdues pour le développement de l'organisme physique, de l'intelligence, et aussi de la conscience.

Nous verrons par la suite qu'il en pourrait être autrement, et que les médecins-psychologues modernes, en expliquant à leur manière la genèse de la paresse, donnent en même temps le moyen d'y remédier. Leur manière de voir est plus et mieux qu'une doctrine, s'ils en donnent la preuve en guérissant le mal.

Je voudrais raconter ici une singulière aventure, arrivée à mon confrère le D^r X***, de qui je la tiens.

L'an dernier, le jour de la rentrée des classes,

mon confrère, qui est l'auteur de quelques conférences et de quelques brochures estimées sur l'hygiène de l'enfant et sur l'éducation, tint à accompagner son fils au lycée, pour le présenter et le recommander lui-même à son nouveau maître.

Comme l'enfant n'allait pas sans quelques particularités physiques et intellectuelles de nature à intéresser une éducateur curieux, le père crut pouvoir se permettre, sur la santé momentanément un peu débile de son fils, sur ses menus défauts, sur les tendances de son jeune esprit, sur la façon dont il le fallait prendre pour en tirer quelque parti, de très courtes remarques, qui furent distraitement, puis impatiemment entendues.

Le maître, comprenant sans doute qu'on attendait de lui des faveurs spéciales, crut devoir faire profession d'équité :

« — Votre fils fera comme les autres, et il sera traité comme eux, selon ses mérites, sans plus. »

Timidement, le père répliqua qu'il voulait seulement, et sans porter atteinte à l'autorité légitime du professeur, l'aider à lier connaissance avec cette petite intelligence un peu frêle, trop aisément distraite et susceptible de se décourager, de s'obnubiler même devant certains procédés de rudesse. Et comme, en s'excusant de la liberté grande, il invoquait ses longues études spéciales sur la psychologie et la pathologie nerveuse des enfants, le professeur mit fin à l'entretien, par ces paroles un peu brèves :

« — Si vous avez des théories, il faut aller les appliquer ailleurs. »

Le résultat de cette intervention malencontreuse fut que le jeune X*** durant toute l'année resta antipathique à son professeur, et que jamais il ne trouva l'occasion d'éprouver ce sentiment de respectueuse confiance, ce bon amour du maître, dont certaines natures sont avides, et qu'il leur faut, pour travailler avec entrain et avec goût.

En vain, pour se concilier le maître, le chargea-t-on de donner à l'enfant des répétitions, qui coutèrent cent francs par mois et n'amenèrent rien de bon, le même fossé séparant l'éducateur de son élève.

Je tiens pour tout à fait exceptionnel le petit fait que je viens de conter. Je crois pourtant qu'il mérite d'être retenu, parce que l'état d'esprit qu'il met en évidence ne doit pas être rare, encore qu'il revête d'ordinaire des formes plus courtoises.

Un autre professeur m'a dit en propres termes :

« — Croyez-vous donc que nous n'ayons pas assez de nos élèves, sans nous embarrasser d'écouter leurs parents?... »

On retrouve partout cette façon de voir. Les religieux, en général, les Jésuites en particulier, n'admettaient guère la collaboration des parents à l'éducation des élèves de leurs maisons. Et M. Demolins lui-même, pour des raisons fort différentes, n'a-t-il pas préconisé une sorte d'école où les jeunes gens sont élevés très en dehors de la vie de famille?

Eh bien, je suis de ceux qui pensent qu'un père éclairé, qu'une mère lucide peuvent, doivent être des collaborateurs discrets mais constants pour les éducateurs de leurs enfants, et cela, surtout au commencement d'une année scolaire, pendant ces premières semaines où l'élève, désorienté par de nouveaux procédés d'enseignement, s'effare, tandis qur le maître tâtonne en présence de petites âmes qu'il ignore, et qu'il devrait avoir grand'peur de ne comprendre qu'à demi.

Mais ce serait une lourde injustice que de méconnaître l'évolution incessamment accomplie depuis quinze ans par les lycées de l'État, vers une formule de moins en moins rigide et dure, de plus en plus humaine et souple, de l'éducation. Presque partout — en dépit de menus épisodes comme celui que je viens de conter — nos enfants sont traités sur un ton de rassurante bonhomie, d'encourageante cordialité, qui est un évident, un immense progrès sur la discipline renfrognée, méfiante et morose, en honneur il y a trente ans.

La classe est devenue plus animée, plus attrayante. Les langues vivantes s'apprennent par la conversation usuelle, l'histoire par des anecdotes et par l'évocation des mœurs d'une époque, la géographie par des voyages sur la carte, des descriptions animées, la littérature française par des récitations captivantes comme une matinée du Théâtre français. Souvent, les classes de physique, d'histoire naturelle, de chimie, sont illustrées d'expériences et d'images frappantes. Partout la représentation objective de la vérité qu'on enseigne se substitue à l'enseignement théorique. Nos enfants voient et touchent du doigt ce que l'on apprenait jadis sur le ton doctrinal, par formules abstraites. C'est la vie, la vie amusante et sérieuse en même temps, qui rompt les vieilles digues et pénètre partout. Dans dix ans, quand les cadres se seront un peu rajeunis, cette belle animation se sera partout répandue ; on ne connaîtra plus le morne ennui dans nos collèges.

Il demeure pourtant encore un dernier vestige du passé que je voudrais combattre : je veux dire cette tendance à envisager l'enfant — aussitôt qu'il a franchi le seuil du collège — comme une unité impersonnelle, comme un bloc de matière cérébrale qu'il s'agit seulement de raboter, de polir et de rendre semblable à tous les autres, à la façon de ces fragments d'albâtre ou d'argile qu'on tourne longuement dans un moulin de fer, percé de trous, pour les changer en billes. Il en est de petites, de grosses, de moyennes ; mais elles sont pareilles par leur rondeur parfaite, et polies, on ne peut pas plus. Niveler proprement les âmes qu'on leur confie, c'est ce à quoi s'occupent, le plus honnêtement du monde, la plupart de nos professeurs de toutes sortes, laïques ou religieux.

Or, ne pensez-vous pas avec moi que c'est là une manière de faire bien à l'encontre de tout ce que nous savons de l'évolution sociale moderne?

Essayons de comprendre où nous en sommes, où nous allons.

Nos sociétés modernes se sont libérées du vieux principe d'autorité que tout le monde s'accorde à renier comme désormais infécond. Mais voilà que, par devant nous, nous sommes menacés par les promesses du collectivisme qui — pour le bien commun, comme jadis — veut abolir toute spontanéité, contraindre nos moindres actes, limiter nos activités, et refaire de nous, à sa manière, l'*unum ex grege*, une brebis dans un troupeau, un pauvre rouage de machine, impersonnel, sans caractère, à qui l'État doit tenir lieu de vaillance, d'initiative et de prévoyance.

C'est, de nouveau, l'étouffement de ce culte de la personne humaine, de ce sentiment de sa noblesse et de sa dignité, qui sont précisément tout le progrès moderne.

Eh bien, si nous ne voulons pas tout perdre des meilleures conquêtes de notre civilisation, préoccupons-nous d'élever nos enfants, non certes dans des sentiments d'étroit égoïsme et de mesquins racornissements de leur âme, mais dans le sentiment excellent et très noble du respect de la dignité d'homme, en eux-mêmes et en autrui. C'est là une tournure d'esprit dont on ne se soucie pas assez dans nos collèges, où les classes, beaucoup trop nombreuses, ne permettent à un professeur, chargé de trente élèves, qu'une éducation à la grosse, qui se ressent encore de la manière quasi monacale de la monarchie, et de la manière quasi régimentaire du premier empire. Pour faire de nos fils des hommes libres, à la volonté forte, à l'âme généreuse, ce qu'il faut leur apprendre c'est l'individualisme et la solidarité, c'est le goût de l'initiative et de la liberté, l'habitude de penser par eux-mêmes, de se déterminer pour des motifs plausibles, de ne se soumettre qu'à la raison, c'est le souci de leur petite dignité d'hommes, avec le dégoût du mensonge et de tous moyens bas de se tirer d'affaire. L'élevage en troupeau est un gros danger social.

Voilà beaux jours que M. Demolins et l'excellente pléiade d'hommes réfléchis qui rédigent la *Science Sociale* ont dénoncé comme un péril la formation sociale et la tournure d'esprit « communautaires » comme ils disent. C'est un mot excellent, et que je leur emprunte volontiers.

Mais il s'en faut que je reste partout en accord avec le distingué réformateur à qui nous devons, avec l'École des Roches, une bonne part du mouvement actuel de rénovation de l'enseignement secondaire.

Et voici sur quel point je n'accepte pas sa doctrine.

Dans l'ouvrage capital où il nous donne à

imiter la « supériorité anglo-saxonne », M. Demolins semble considérer comme chose possible et souhaitable la refonte de notre tempérament national.

Les Anglais et les Américains du Nord sont de grands peuples, nous dit-il, parce qu'ils sont individualistes; parce que, chez eux, l'intervention de l'État est réduite au strict nécessaire, l'initiative individuelle donnant, par contre, tout ce qu'elle peut humainement donner. Du pas dont ils y vont, ils auront vite fait d'achever à leur seul profit la conquête du monde, parce que — bien loin de faire de leurs fils de faux lettrés, éperdument engoués de professions libérales — ils en font de bons commerçants, des industriels, des agriculteurs; parce qu'ils rompent aisément avec leurs ascendants, pour aller fonder une famille neuve sous un climat lointain, parce qu'ils ne demeurent pas, jusque dans un âge avancé, puérilement attachés aux jupes de leurs mères.

Il y a dans tout cela beaucoup de sagesse, et je suis de ceux qui estiment que le pire danger pour un pays comme le nôtre, serait de devenir un peuple de fonctionnaires. Mais je sais aussi qu'on a fait à la doctrine de M. Demolins de sérieuses objections.

Sous ce titre : *La réforme libérale de l'éducation scolaire*, un bon écrivain spécial, qui est en même temps un remarquable praticien de l'enseignement secondaire, M. Gédéon Gory, condensait récemment ses observations et ses réflexions sur ce sujet.

Avec lui j'incline à admettre que — sans parler de l'Allemagne, forte et grande par des moyens qui sont proprement le contraire de la manière anglo-saxonne — notre France a son génie, qu'il importe de lui garder; que ce génie, fait de haute culture, de générosité, de droiture, et de cette philosophie qui, comme dit Florian :

Nous rend plus doux et plus humains,

promet de garder longtemps encore son prestige et son influence bienfaitrice sur le reste du monde. Nous sommes policés, bienfaisants et humains : nous savons ce qu'est l'harmonie, et la proportion. L'éducation familiale, peut-être un peu trop en honneur chez nous, nous donne cependant ce sentiment de solidarité qui n'est pas incompatible avec le fier individualisme, et nous préserve quelque peu de cette tournure d'esprit, un peu lourdement rapace, un peu brutale, et pour tout dire un peu pirate, dont certains peuples, d'ailleurs enviables pour leur santé, portent la marque sur les moindres traits du visage.

Dans une page qu'il consacrait naguère à l'excellent ouvrage de M. Jules Huret[1] sur la vie américaine, Maurice Maeterlinck posait en termes magnifiques cette très grave question.

Je ne résiste pas au plaisir de citer :

« Et aussitôt se pose, impérieuse et inéludable, la question du double idéal de l'humanité arrivée au carrefour le plus dangereux où elle ait eu l'occasion d'hésiter. Ces deux idéaux vivent encore côte à côte ; ou du moins l'ancien, celui qui nous vient de l'Inde, de l'Égypte, de la Grèce, c'est-à-dire des pays du soleil, celui qui fut la colonne de flamme et de fumée de tout notre passé, subsiste et se défend de son mieux sur une partie de notre globe. C'est lui qui, à notre œuvre quotidienne, parmi les champs, les prés, les jardins et nos villes encore nonchalantes et hospitalières, s'appliqua à mêler autant de grâce, de beauté, de sentiments désintéressés, de loisirs, de contemplation, de rêve et de fraternité qu'en permettaient les exigences d'une vie qui savait se contenter de peu d'empire sur la matière et sur les forces de la

---

1. *De New-York à la Nouvelle-Orléans*, Eug. Fasquelle, éditeur.

nature, parce qu'elle trouvait ailleurs des jouis-
sances plus subtiles. Jamais, jusqu'à présent,
dans l'histoire de la terre, il n'avait vu se dresser
devant lui l'adversaire systématique et implacable
qui le menace aujourd'hui de l'autre côté de
l'Océan.

« Quel est en tout ceci le désir secret de la
planète? — Nous n'en savons rien; mais si leur
mission, là-bas, est d'imposer et de propager
autant que possible l'idéal qui consacre la souve-
raineté de la matière sans ornements, la nôtre,
non moins sûrement, est de défendre celui qui sut
trouver dans la nature indifférente des beautés et
des joies qui ne s'apprécient pas de la même
façon que la valeur de l'or ou la résistance de
l'acier. Ainsi, chacun accomplira pour sa part le
devoir marqué par le destin de sa race; et il
importe probablement à notre commun avenir
que l'un et l'autre de ces idéaux soit aussi bien
défendu que vigoureusement attaqué. »

C'est, à des nuances près, le même problème
que pose et tente de résoudre M. Melchior de
Vogüé dans son roman *Le Maître de la Mer*.
Encore pourrait-on lui faire ce reproche d'avoir
pris, pour héros représentatif de la noblesse d'âme
du vieux monde, un soldat. A l'heure où nous

vivons, l'homme de guerre — hormis le cas où il a reçu mission de défendre le territoire — met toute sa vaillance au service des intérêts commerciaux d'un peuple; il se bat pour lui conquérir des colonies, des « débouchés », ou des ports en mer libre sur le grand océan.

La question est de savoir si notre beau peuple de France, tout en assurant sa vie large par la prospérité de son agriculture, de son négoce et de son industrie, demeurera la patrie du bon goût, des nobles lettres, des beaux-arts, de l'ingénieuse histoire, de la méditation philosophique, des sciences désintéressées. Allons-nous faire délibérément de nos fils des pirates hardis et rudes, des marchands et des fabricants incapables d'autres pensées que des pensées de leur métier, voulons-nous ressembler à ces anglo-saxons de l'ancien et du nouveau monde, de qui la formidable activité touche au sublime et force notre admiration, mais qui demeurent de vrais enfants, sans philosophie ni critique, et se laissent guider avec une crédulité stupéfiante vers l'impérialisme, masque nouveau des plus rétrogrades tendances?

Nous ne pourrons jamais y consentir. Et nous le voudrions que nous ne saurions pas le faire. Nous sommes, par tempérament, et du fait de

notre climat, de notre position géographique dans
le monde, les continuateurs du lumineux esprit
de la Grèce et de Rome. Nous sommes la philosophie, la science et le goût, la forme, la mesure.
Il faut pieusement garder cet incomparable trésor.

Apprenons à nos fils que le premier devoir de
l'homme est de se faire une vie large, et de
donner aux siens la noble aisance. Apprenons-
leur que les professions d'employé et de fonctionnaire, que les pauvres traitements fixes
suivis d'une maigre retraite ne sont vraiment pas
enviables, qu'il est très noble d'être un habile
et probe homme d'affaires, et qu'il leur faut, s'ils
ont quelque courage, choisir de ces professions où
la rémunération se proportionne à l'intensité, à
l'ingéniosité, à la persévérance de l'effort. Mais
n'oublions pas de leur dire qu'on peut être un
très bon marchand tout en ayant quelque culture; que les lettres haussent l'esprit et décuplent
l'intelligence, pour les affaires aussi bien que pour
les métiers appelés libéraux. Un contre-maître,
en France, doit savoir un peu l'histoire de son
pays, être capable de réciter par cœur quelques
pages de nos poètes, et sa besogne n'en sera que
mieux faite s'il a appris à honorer les héros de
l'esprit humain.

Tout récemment un jeune Anglais de vingt-deux ans, appartenant à la bonne bourgeoisie de Londres, prenait un train pour la province, en compagnie d'un Français de son âge. Ils causèrent tous deux, et le jeune Français s'étonna quelque peu que son compagnon de voyage ignorât presque absolument à quelles œuvres se rattachent les noms de Shelley, de Lawrence, de Carlyle et d'Herbert Spencer. Comme ils arrivaient à la gare, le Français demanda : « Nous allons du côté du nord-ouest, n'est-ce pas? » Et l'Anglais de répondre avec tranquillité : « Je ne sais pas. Qu'importe? L'employé saura bien quel ticket il faut nous donner. » Nous ne pouvons vraiment nous satisfaire d'une aussi sommaire culture.

Parlant des études classiques, un professeur à la Sorbonne disait un jour cette phrase excessive : « On les appelle Humanités parce que ceux qui ne les ont pas faites n'ont vraiment pas visage humain. » En sa lyrique exagération, ce mot n'est pas sans signifier quelque chose. Il est certain que l'éducation littéraire, artistique et scientifique, la culture pour la culture, et poussée indépendamment d'un but immédiat, communique à la pensée de l'homme, et jusqu'à ses allures, à l'expression de ses traits, quelque chose de souverain, de bienveillant et de paisible qui est la noblesse des noblesses. Pétrie de rudesse ingénue, d'âpreté conquérante et de chasteté sans tendresse, la figure de ces magnifiques hommes de proie de l'Ouest n'est certes pas exempte de beauté ; mais qu'elle s'enlaidit auprès de l'indulgent sourire d'un philosophe et de la douceur éclairée d'un visage latin.

Gardons notre culture, notre goût et notre mesure. Répandons-les chez les plus humbles. Cela n'implique pas du tout qu'il faille envisager comme socialement inférieures les professions de négoce et « les arts mécaniques », comme on disait au xviiie siècle. Je tiens pour sot et pour désharmonique le bon bourgeois de France qui, pour avoir vendu à bon profit de la flanelle ou des épices, met sa gloire à faire de son héritier un employé de ministère ou un surnuméraire de l'enregistrement. En se léguant de père en fils les aptitudes à un métier donné, il y a toutes chances pour que le descendant de quatre ou cinq générations de marchands, accumulant en lui l'habileté et la probité de ses pères, atteigne au type tout à fait respectable du maître-homme d'affaires. La manie de thésauriser et l'amour du traitement fixe sont de plus grands obstacles à la grandeur commerciale de la France que le goût de relire *Andromaque*, *Salammbô* ou *la Vie de Jésus*, le soir quand la boutique est close.

Ne tuons pas non plus en nous, pour imiter l'anglo-saxon, l'amour de la vie de famille. Nos mères couvent trop leurs fils, et nous poussons jusqu'à l'abus la coutume de ne jamais couper notre cordon ombilical, ainsi que dit un humoriste. C'est un défaut et c'est une vertu ; c'est une faiblesse et une force aussi. Utilisons notre manière d'être sans trop vouloir nous métamorphoser pour ressembler à nos voisins. Certaines duretés de cœur auraient grand'peine à prendre ici.

Dans tout ce petit livre, une pensée domine : celle d'un collaboration plus attentive, plus directe et plus active des parents à l'éducation de leurs fils. Malgré tous les ouvrages que j'ai pris la peine de lire, malgré tous les raisonnements dont j'ai cherché à me convaincre, je ne peux pas me résigner à souhaiter pour mon pays de France le renoncement à la tendresse, et au bon goût latins.

PREMIÈRE PARTIE

LA VIE PHYSIQUE

I

Le choix d'une École.

Motifs habituels pour le choix d'une école. — Le lycée et l'école congréganiste. — Inconvénients du lycée : ses avantages. — L'éducation chez les religieux : discussion.

J'ai eu naguère la curiosité d'interroger un grand nombre de mes amis sur les motifs qui les avaient guidés dans le choix de l'école où leurs fils étaient élevés. J'ai noté leurs réponses, et j'en veux reproduire ici, qui valent d'être méditées.

Elles sont toutes authentiques, et l'on voudra bien croire que je ne les ai ni inventées, ni modifiées à plaisir.

« J'ai placé mon fils au lycée :

— Parce que j'y ai fait moi-même mes études, médiocres d'ailleurs.

— Parce que je suis républicain, et que j'entends lui faire donner une éducation conforme à mes principes.

— Parce que, chez les pères, l'histoire et la philosophie sont enseignées de la façon la plus tendancieuse, et travesties, selon les besoins de la cause.

— Parce que mes ressources ne m'ont pas permis de le placer dans une école plus coûteuse.

— Parce que, étant fonctionnaire, j'ai eu peur d'être dénoncé si je le plaçais chez les pères, qui ont pourtant mes secrètes préférences. »

« J'ai mis mon fils chez les jésuites, les maristes ou les dominicains :

— Pour protester contre l'abominable tyrannie des gens qui nous gouvernent.

— Parce que j'ai des principes religieux, et que je ne veux pas de l'école sans Dieu.

— Parce que, avec le nom que porte mon enfant, je ne peux pourtant pas le fourrer dans un collège de l'État, ou il ne rencontrera que des fils d'épiciers, de démagogues ou de juifs. (*Textuel.*)

— Parce que la discipline y est plus sévère, la

surveillance plus active, les mœurs moins dissolues, l'éducation plus soignée, et les allures moins grossières.

— Parce qu'il pourra s'y faire, pour l'avenir, de belles relations mondaines.

— Parce que, dans les écoles religieuses, on s'occupe des médiocres, et qu'on les chauffe soigneusement, en vue d'obtenir des succès au baccalauréat. »

Voilà les préoccupations de la plupart des pères de famille. Elles révèlent une psychologie plutôt simpliste, et le plus complet insouci de donner à l'enfant une éducation conforme à sa nature propre, à ses tendances, aux besoins de son corps plus ou moins robuste ou débile, de son intelligence plus ou moins active ou dormeuse, de sa constitution morale plus ou moins rebelle aux suggestions de l'entourage.

On se détermine pour des raisons fort égoïstes et très peu réfléchies, touchant à la carrière, au milieu mondain ou à la politique. Le lycée pour les républicains, les fonctionnaires, les gens de peu ; l'école congréganiste pour les aristocrates, et pour cette catégorie de riches qui envisagent Dieu comme un fort bon gardien du coffre-fort.

Je suis passé par l'une et l'autre école, et j'en

puis parler *de visu*. Elles ont, l'une et l'autre, leurs inconvénients, que je veux tâcher de dire en toute indépendance, sans souci de déplaire ou de plaire, et en n'affirmant rien qui ne me semble rigoureusement vrai.

Les lycées ont pour eux une instruction plus intense et plus relevée, qui vise plus à cultiver l'intelligence personnelle, l'esprit critique, le goût du vrai, que la mémoire des faits, des dates et des mots. On y tend à donner un certain tour d'esprit rationnel, scientifique, à développer les facultés d'observation et de raisonnement. Les livres d'études sont, en général, bien choisis, encore qu'un peu trop savants. Les professeurs, — surtout dans les lycées de Paris et des grandes villes — sont, presque tous, des hommes excellents, très instruits, un peu trop peut-être, car leur enseignement tend parfois à prendre l'allure d'un cours de faculté de lettres. Cela manque de terre à terre, et, si les bons élèves n'en profitent que mieux, les médiocres en pâtissent.

Les lycées ont contre eux : l'insuffisance manifeste de la culture morale, toute civique, doctrinale et superficielle; une surveillance un peu lâche, des récréations où l'on bavarde trop et où l'on ne joue pas assez; un mépris traditionnel du développement physique; la grossièreté des propos entre élèves, le dédain des bonnes manières; un certain goût de brutalité, de rudesse, je ne sais quoi qui sent la caserne avec ses brimades.

Quant aux maisons religieuses, on peut leur reprocher — non certes de vouloir former des âmes de chrétiens — mais plutôt de communiquer à l'esprit des enfants un certain tour qui n'est vraiment plus en conformité avec les besoins de ce temps. L'éducateur congréganiste, soumis lui-même aux règles les plus strictes, peu mêlé à la vie sociale, astreint à une discipline qui contrôle et réduit jusqu'aux moindres de ses pensées, ne peut plus concevoir l'individualisme. De là cette éducation, communautaire au premier chef, qui déracine l'esprit critique, s'efforce de niveler les âmes, use volontiers de l'argument d'autorité, exige l'obéissance aveugle, cultive la mémoire passive au détriment du goût de la recherche personnelle, et dresse les intelligences, non point à observer avec méthode et à croire ce qu'elles voient, mais bien plutôt à argumenter savamment en vue de démontrer toujours comme excellente une vérité préadmise et acceptée par un acte de foi. La raison y est décriée comme faillible et mensongère. Moins transcendant que dans les maisons de l'État, l'enseignement, donné par des maîtres de culture modeste, — qui souvent apprennent la veille la leçon qu'ils feront le lendemain matin, — est mis à la portée des élèves les moins doués. Cela n'est pas pour me déplaire; mais cet enseignement a le tort, à mon sens, de procéder par affirmations plutôt que par démonstrations. En vue de très nombreux succès aux examens du baccalauréat, plutôt qu'en vue d'une culture acquise, il entasse des notions dans la mémoire des jeunes gens, et ne se soucie guère qu'elles y entrent par la porte de la raison. Chez les jésuites, de mon temps, on traitait de « mauvais esprits » ceux d'entre nous qui laissaient voir quelque tendance naturelle à penser par eux-mêmes, et qui se permettaient de risquer des objections, ou simplement de formuler quelques questions révélatrices d'une certaine curiosité. Il ne fallait rien lire d'autre que les pauvres ouvrages de la bibliothèque. Et jamais on n'envisageait le pour et le contre des choses. Tout était bon ou tout mauvais : on enseignait dans l'absolu, et l'on s'y préparait fort mal à la vie, où l'on apprend à ses dépens la relativité de toutes choses ici-bas.

En outre, on y donnait trop souvent à entendre, à ces jeunes aristocrates qui peuplaient la maison,

que, nés pour commander aux hommes, ayant
reçu du ciel la noble mission de défendre leurs
maîtres contre l'impie malignité du siècle, ils
constituaient de naissance la classe dirigeante de
notre nation. Était-ce bien là le moyen de les
préparer à la lutte, et pareille éducation n'est-
elle pas en partie responsable de la politique si
malheureuse de nos partis conservateurs?

Mais que de qualités charmantes à côté de tous
ces défauts! Ceux qui n'y sont jamais passés
auront peine à concevoir quelle atmosphère douce
on y respire. De grands jardins, un parc planté
d'arbres géants entourent le collège. Autoritaire
au fond, mais familier d'allures, retroussant sa
soutane pour se mêler aux jeux, et tout paré, aux
heures graves, de sa mansuétude de prêtre, le
maître sait se faire aimer. Habile à discerner le
fort et le faible d'une âme, dressé à la psychologie
pratique, il a bien vite fait de comprendre son
monde, de connaître chacun de ses élèves jusqu'au tréfonds, et dès lors ce n'est plus qu'un jeu
de le capter, de le séduire, de l'attacher par le lien
de la tendresse au collège, aussi cher et plus
cher bientôt que la demeure paternelle.

Nos éducateurs d'État s'énorgueillissent de
n'user pas de ces moyens, et je sais bien qu'il serait

indigne d'eux de les pousser trop loin. Mais, dans la mesure décente, on a tort de les dédaigner. Le lycée qui se défend à juste titre de vouloir trop d'emprise sur les âmes, manque cependant de tendresse, de liant et d'intimité. Les maîtres n'y pénètrent pas jusqu'à l'âme de leurs disciples; ils leur distribuent le savoir avec un peu trop de raideur, et un peu trop de sécheresse. Les élèves sont trop nombreux et les professeurs trop divers. Les enfants de ce pays-ci sont avides d'intimité, d'affection, de bonne entente. Prompts à se révolter éperdument sous un maître inhabilement débonnaire, ils se soumettent de grand cœur à celui qui, les ayant une bonne fois avertis qu'on ne se jouerait pas de lui, laisse percer un peu de bonté paternelle.

Mais je m'attarde trop longtemps à ce parallèle un peu vain entre les deux ordres d'enseignement qu'il m'a été donné de connaître jadis. Au surplus, les écoles congréganistes sont fermées, en France, pour un temps dont rien ne permet de prévoir la durée. Au moment actuel, nous n'avons plus le choix qu'entre les lycées de l'État et les écoles libres, catholiques ou non, qui leur font concurrence. Elles se font de jour en jour plus nombreuses, plus ingénieuses, plus soucieuses de progrès, ces écoles indépendantes. Quelques-unes d'entre elles méritent notre admiration par les ressources qu'elles offrent à la sollicitude des parents avisés, et aussi par l'émulation qu'elles provoquent dans l'Université. Elles sont deux fois bien venues.

Mes lecteurs n'attendent pas de moi que je les nomme toutes, que je compare leurs mérites et que je leur propose d'adopter celle dont j'ai fait choix pour l'éducation de mon fils. Il nous faut prendre ici les choses d'un point de vue plus général.

Nous allons donc, si vous le voulez bien, étudier ensemble quelles conditions il nous plairait de trouver réunies dans un établissement d'enseignement secondaire, au triple point de vue de l'éducation physique, du développement intellectuel et de la culture morale de nos fils.

Et cela fait, si j'ai su vous convaincre, vous chercherez, parents qui voulez bien me lire, la maison qui vous paraîtra le plus conforme à vos désirs. J'aurai touché le but où je visais, si je suis parvenu à réveiller en vous la conscience des difficultés du problème, et si vous vous guidez, pour le choix d'une école, sur des motifs un peu plus relevés que la plupart de ceux que j'énonçais aux premières lignes de ce chapitre.

II

Au réfectoire.

Pour commencer, demandons-nous comment sont nourris nos enfants?

Ni dans les maisons religieuses, ni dans les lycées de l'État, l'organisation des repas ne me semble inspirée par les connaissances modernes en hygiène alimentaire. Partout on mange médiocrement, et le repas — qui devrait être un bon moment de détente intellectuelle et de réfection de l'organisme — n'est qu'un ennui, avec lequel il faut en finir vite pour que vienne plus tôt le moment de la récréation.

D'ailleurs, entre potaches, il est chic, il est bien porté, de chipoter et de manger du bout des lèvres ; on qualifie communément de « plein de soupe » le paysan mal dégrossi qui trouve tout exquis, reprend de tous les plats et bâfre avec voracité ce que dédaignent de plus raffinés. Et personne n'est là pour surveiller de près, modérer les gloutons et stimuler un peu les mâchoires trop paresseuses !

Quant au choix des mets, on se règle uniquement sur la tradition. De tout temps il a fallu faire des économies, l'internat des lycées ne se payant pas cher : et puis, il est admis que l'on doit profiter du séjour au collège pour apprendre à « manger de tout ».

Certes, je ne crois pas qu'il faille élever nos enfants à ne vivre que de plats fins, et sans doute il est bon de les accoutumer à ne répugner à aucun aliment usuel et simple. Cela n'empêche point qu'il soit possible et souhaitable de les nourrir d'une manière un peu moins vaguement empirique.

Bourrés de mie de pain, de potage liquide, de viandes pauvres, de haricots secs, de navets et de choux, l'estomac noyé « d'abondance » — au total moins substantiellement alimentés que les domestiques de nos maisons bourgeoises — nos marmots poussent mollement, et préparent pour l'avenir une race bedonnante et courtaude, inférieure en taille et en musculature à la plupart des races rivales.

En Angleterre, les fils de famille — presque tous élevés dans des établissements privés où le prix de la pension n'est guère inférieur à quatre mille francs — sont nourris aussi copieusement et aussi bien qu'ils pourraient l'être au logis paternel. Nos collèges français, qui ne disposent que de ressources beaucoup plus limitées, ne peuvent pas donner autant. Mais pour améliorer la façon de faire actuelle, point n'est besoin de grever lourdement le budget.

Il y a bien, au ministère, auprès du directeur de l'enseignement secondaire, un conseil spécial, un comité d'hygiène des écoles, composé d'hommes compétents, chargé d'émettre des avis motivés sur toutes les questions d'hygiène et de médecine scolaires. Mais que son rôle est effacé !

Si l'on prenait la peine de le consulter quelquefois, il dirait, j'imagine, ce comité consultatif, mille choses qui vaudraient qu'on les écoutât. Par exemple, que l'on pourrait réaliser d'emblée une excellente et grosse économie en substituant à cette affreuse rinçure de bouteilles que l'on boit dans les réfectoires, la belle eau pure, bien filtrée, ou, s'il est nécessaire, les décoctions de céréales qui — les travaux du Dr Springer l'ont parfaitement démontré — incitent l'organisme à la croissance et le soulagent dans cet effort.

Il dirait qu'il est pour le moins inutile d'infliger à des estomacs jeunes, plus fréquemment malades qu'on ne serait tenté de le croire, la tâche plus que vaine de digérer des crudités, des légumes tout près de la putréfaction — les choux et les choux-fleurs — et l'enveloppe ligneuse des haricots, des lentilles et des pois secs. Il dirait encore comment on engraisse un maigrichon, comment on fait grandir un rabougri, et comment on préserve un dyspeptique en herbe, un arthritique de demain, des maux qui, bien souvent, poussent leurs premières racines au collège, à l'heure de la puberté.

Je ne me dissimule pas qu'il y a, dans les quelques lignes que je viens d'écrire, de quoi provoquer la stupeur et l'indignation des hommes, éminents, mais fort mal avertis, qui ont charge de diriger notre enseignement secondaire. Leur conception, par trop simpliste, de la maladie demeurera longtemps encore le grand obstacle à la réalisation d'une foule de réformes, qui nous apparaissent à nous, médecins pères de famille, comme tout à fait importantes[1].

« Où prenez-vous, nous disent-ils, que nos collégiens aient le moins du monde besoin de précautions aussi minutieuses? L'immense majorité d'entre eux se portent à merveille. Pour peu qu'ils soient malades, ils ont l'infirmerie, où on leur prodigue les soins les plus attentifs et les menus les plus douillets. Prenez garde d'en faire des délicats, des difficiles, de petits névrosés, et de leur donner, à force de précautions minutieuses et de ménagements exagérés, précisément ces mêmes maladies que vous voulez leur épargner. »

Il y a quelque chose de tout à fait juste et de sage dans cette objection. Je tiendrais pour absurde un directeur d'école qui — pareil à ces mères que nous voyons follement tourmentées des moindres bobos de leurs fils — élèverait « dans du coton » les jeunes gens qu'on lui a confiés, et

---

1. Au récent congrès d'hygiène scolaire, M. Jules Gautier, inspecteur général, délégué du ministère de l'instruction publique, posait en principe que les enfants anormaux au double point de vue de leur santé physique et de leur capacité intellectuelle sont, au lycée, en infime minorité, en quantité véritablement négligeable. La plupart de nos universitaires ne considèrent comme justiciables d'une hygiène ou d'une thérapeutique spéciales que les enfants atteints de quelque maladie aiguë, nécessitant l'admission à l'infirmerie ou le renvoi dans la famille.

les habituerait à se tâter le pouls à toute heure de la journée. Nous voulons tous que nos enfants soient virilement élevés, et ne nous donnent pas des générations de malades imaginaires.

Mais, d'autre part, il est déraisonnable et il est périlleux de se refuser à connaître des vérités nettement établies par des gens de métier, par ceux-là seuls qui savent à quoi s'en tenir sur l'état de santé réel d'enfants, que, faute de les avoir suffisamment étudiés, on estimait jadis normaux et bien portants.

En vérité, la dyspepsie atonique, la dilatation d'estomac, la fâcheuse constipation — il faut bien appeler les choses par leur nom — les maux de tête, les somnolences consécutives aux repas, la torpeur cérébrale d'origine digestive sont choses fréquentes, très fréquentes chez les enfants de dix à seize ans. Nous le savons par les externes que nous soignons dans leur famille, ou que nous amènent, à nos consultations du jeudi, les parents attentifs. Ils sont extrêmement nombreux, dans les collèges de toutes sortes, les gamins dont la face se congestionne à la fin du repas, qui ne supportent pas sans fatigue les longues marches, les jeux trop animés, et dont les traits se creusent alors qu'ils ont donné un effort d'attention. Ceux là sont des neurasthéniques, de bons petits neurasthéniques de douze ans, fils d'arthritiques, de névropathes, de diabétiques, de goutteux ou de tuberculeux. A la campagne, dans les petites villes, leur nombre doit être assez rare ; à Paris ils sont légion ; ils constituent très vraisemblablement le quart ou le tiers d'une classe. Ce chiffre n'a rien d'exagéré.

Or ceux-là auraient grand besoin d'être soumis à un régime soigneusement prescrit, fort différent du régime ordinaire des internats, voire même de la plupart des familles bourgeoises. Ce régime leur épargnerait, pour le présent, une foule de petits malaises qui retentissent sur l'esprit, pour l'avenir des maladies constituées, formelles.

Trouvez pour nos enfants une maison où ce régime soit possible. Il est fort malaisé dans les grands internats. Il y faut faire des économies, et d'autre part, on ne peut guère demander à des gens qui cuisinent pour quatre cents personnes de donner des mets raffinés.

Un jour viendra où l'internat tel qu'on le conçoit aujourd'hui, le casernement, autant dire, ne sera plus qu'un lointain souvenir. Confiés à des professeurs mariés, pères de famille, et remplis de sollicitude, les élèves habiteront avec eux, mangeront à leur table, connaîtront la vie de famille loin du toit paternel, et s'accoutumeront à rencontrer, aux heures du repas, la femme, la jeune fille du logis. Et sans doute y gagneront-ils quelque délicatesse, une certaine décence de propos, une gaîté de bon aloi, toutes choses qui manquent véritablement un peu trop aux internes de nos lycées.

III

Le Dortoir. — La Propreté.

Quand les Pères jésuites font visiter une de leurs maisons, ils ne manquent point de montrer, avec un légitime orgueil, leurs beaux dortoirs où chaque élève a sa chambrette, une petite case en planches, aérée, sans plafond, sous la haute nef de la grand'salle, séparée des cases voisines par des cloisons de deux mètres de haut, et fermée d'une porte que perce une ouverture, par où la surveillance peut se faire à toute heure de la nuit.

Peut-être cette surveillance apparaît-elle, dans quelques maisons religieuses, un peu étroite et un peu soupçonneuse. L'excès de défiance conduit souvent à la sournoiserie, et je suis de ceux qui pensent que les âmes d'enfants se rehaussent de toute la confiance — intelligente et vigilante — qu'on leur témoigne.

Mais, ceci dit, je voudrais voir adopter dans nos lycées de l'État ce système de cabines individuelles, un petit « home » pour chacun [1]. Il y a bien certainement quelque chose de peu délicat dans cette promiscuité de chambrée, sans intimité, sans réserve. Fatalement, la vie en troupeau est grossière, et il est des pudeurs charmantes, même pour les garçons.

Et puis, dans ces grands dortoirs de lycée, la surveillance est mal commode. Serait-elle facile, qu'il ne faudrait pas la confier à de jeunes maîtres d'études, qui n'inspirent pas grand respect et qui, pour la plupart — quels que soient leurs mérites

---

1. Depuis que ce chapitre a été rédigé, j'ai appris que l'un des plus beaux et des meilleurs lycées de Paris, Lakanal, que dirige avec le zèle le plus intelligent M. le proviseur Bazin de Bezons, comptait depuis peu, pour ses internes de la division des grands, quatre-vingts chambres séparées, et aménagées dans le goût des petites pièces en usage chez les jésuites. — Les élèves sont, à Lakanal, partagés en groupes placés sous la surveillance d'un directeur qui connaît tout son petit monde, autorise, le cas échéant, certaines dérogations aux règles jadis immuables, et reconnaît en libéralité de traitement les efforts méritoires, et le respect de la discipline librement consentie. C'est là un progrès véritable que j'ai le plus grand plaisir à faire connaître à ceux qui veulent bien me lire. S'il évolue dans cette voie, le lycée Lakanal, trop ignoré des pères de famille, pourra rivaliser avec les meilleures écoles libres, tel le collège de Normandie, et servir de modèle aux maisons de l'État.

— ne semblent pas avoir religieuse conscience de cette sorte de responsabilité qui leur incombe.

N'en doutons pas, les générations de demain s'étonneront de notre indifférence pour toutes ces questions d'hygiène physique et morale. Lorsque l'enfant ne peut pas être logé dans sa famille, il faut lui créer au collège un milieu qui lui rappelle sa famille, qui lui donne le goût du foyer, où il apprenne notamment ces vertus, modestes et fondamentales, qui se nomment l'ordre et la propreté.

On n'en parle à peu près jamais dans nos collèges.

A l'une des dernières réunions de la « Société des médecins et des familles », un médecin des hôpitaux nous parlait de l'invraisemblable incurie de nos éducateurs français sur ce point spécial : la propreté du corps.

Dans la plupart de nos maisons d'éducation, il y a une baignoire pour 2 à 300 pensionnaires; et elle est à l'infirmerie, afin qu'il soit bien indiqué qu'il faut être peu ou prou malade pour en user! Le lavage des pieds est, théoriquement, obligatoire une fois par semaine, — ce qui n'est vraiment pas « de gloire », comme on dit; — et puis, pourquoi cette partie du corps et pas le reste? Les

maîtres de l'Université et des collèges libres en
sont encore, sur ce point, aux idées du règne de
Louis XIV, quand les gens du château de Ver-
sailles, pour la plupart sans linge, ne changeaient
de livrée que deux fois l'an.

L'obstruction des pores de la peau par la lente
accumulation de la transpiration et de la pous-
sière, et ce mince vernis dont se recouvre partout
l'épiderme constituent un obstacle perpétuel,
important, au bon fonctionnement de l'organisme.
Il n'y a pas de doute sur ce point : la netteté du
tégument est une des conditions premières de la
santé et de la force. De toute antiquité les athlètes
le savent, et l'on affirme que l'Islam doit surtout
à ses ablutions la conservation de sa grande
énergie vitale.

Il faut donc — et ici la réforme est d'autant plus
urgente qu'elle ne comporte pas de dépenses
énormes — annexer à tous les dortoirs de tous
les lycées et collèges de France une grande et
claire salle d'hydrothérapie chaude et froide où,
tous les jours, dès le lever, tous les pensionnaires
qui ne seront pas rhumatisants ou enrhumés
défileront sous la pluie bienfaisante, et pratique-
ront sous la douche un bref savonnage, qui suffit
quand il est quotidien. Les surveillants veilleront

au séchage, au rhabillage prompt, et le déjeuner du matin n'y perdra rien, je vous assure.

Cette aspersion matinale, tiède pour les jeunes et froide pour les aguerris, c'est un bon coup de fouet à la vitalité et à l'énergie de croissance, c'est un bon stimulant pour la torpeur intellectuelle, et c'est aussi le meilleur des calmants pour ces langueurs énervées, pour ces éveils d'adolescence qui ne sont pas tout à fait sans périls de la douzième à la seizième année.

Dans le discours inaugural du Congrès d'hygiène scolaire, tenu à Paris en novembre 1903, le Dr Legendre, qui présidait, n'osait demander que deux bains de pieds, et qu'un bain-douche par semaine. Je suis plus radical que lui. Il me paraît tout à fait souhaitable que les jeunes Français contractent au collège l'habitude définitive de laver à grande eau leur corps entier, tous les jours de la vie. La race entière y gagnerait en résistance, en force et en beauté, sans compter que les rhumes se feraient infiniment rares.

Il est sous-entendu que ce que nous réclamons pour les internes au lycée, nous devons l'appliquer à domicile, nous autres pères de qui les fils dorment sous notre toit. A tout prendre, et si imparfait qu'il puisse être, le lycée est bien souvent plus scrupuleux, plus attentif, plus soucieux de l'hygiène de nos enfants que nous ne le sommes nous-mêmes. Je connais des parents de qui l'aveuglement, l'indifférence, l'insouciance et l'ignorance vont au delà de ce qui se peut imaginer.

Exigeons beaucoup de l'Etat, mais donnons-lui l'exemple. Nous ne saurions lui demander de faire, pour quelques centaines d'élèves, ce que nous, pères de famille, nous ne savons pas faire pour les deux ou trois enfants dont l'hygiène nous concerne.

IV

Récréations et Gymnastiques.

De la nécessité du jeu. — Abus récents des exercices physiques. — L'utilité des récréations de cinq minutes entre deux classes. — La gymnastique. — Gymnastique rationnelle : son importance au point de vue du développement physique et de la nutrition cérébrale.

Sur les inconvénients des récréations qui s'écoulent en lentes promenades, en trop intimes causeries, on a tout dit, je pense, et il n'y faut point revenir.

Depuis plusieurs années, la plupart de nos proviseurs veillent à ce que leurs élèves, petits où grands, jouent aux barres ou au ballon, crient, gesticulent, courent, dilatent leurs poumons et exercent leurs muscles.

Ici encore, les collèges congréganistes furent longtemps en avance sur les lycées. Sans doute pourrait-on penser que, dans certaines maisons, l'éducation physique est à l'excès poussée vers les jeux batailleurs et brutaux un peu; il y a des excès à redouter de ce côté, et ce n'est pas une génération de boxeurs que nous aimerions à voir grandir autour de nous. À cela près, soyons persuadés que nos fils — fussent-ils destinés à la vie la plus purement intellectuelle, — ne perdront rien à avoir su conquérir la souplesse, la vigueur toujours disponible, l'agilité, l'esprit de décision et cette bravoure calme, naturelle, sans efforts, que procure le souvenir de sa force éprouvée.

Ces bons moments de délassement, qui sont comme un débarbouillage de l'esprit, ces instants d'énergie physique dépensée pour rien, pour le plaisir de vivre, pour une animale joie, nous pensons tous, à la ligue des médecins et des familles, qu'ils ne sont plus assez nombreux dans la journée de nos collégiens.

Je sais bien que les programmes modernes sont nourris et complexes, et que, pour en venir à bout dans une année scolaire, il faut, à des enfants de onze ou douze ans, 22 heures de classes par semaine, et pour le moins autant d'heures d'étude. Mais comment ne pas s'alarmer de voir que les moments jadis normalement consacrés au développement physique par le jeu, vont toujours se rétrécissant, et que — pour

fabriquer des bacheliers et des lauréats de concours — nous compromettons sans scrupules
l'essor de jeunes organismes, précisément aux
heures où se fixe le degré d'intensité vitale dont
ils vont disposer pour tout le reste de leurs jours.

Il faut pourtant les remplir, ces programmes,
en attendant qu'on les émonde un peu, ou tout
au moins qu'on se décide à les comprendre moins
étroitement. C'est un fait avéré que, dans la plupart des écoles nouvellement instituées en France
à la manière anglaise, le temps donné à la vie
physique empiète tellement sur les heures consacrées au travail intellectuel que la culture de
l'esprit devient insuffisante. Du reste, l'ignorance
de la plupart des jeunes adolescents est si criante,
en Angleterre, que les pouvoirs publics ont fini
par s'en émouvoir, et qu'une réforme vigoureuse
est en train de s'accomplir de l'autre côté de la
Manche.

Il nous faudrait un moyen terme, et j'estime
qu'il sera difficile à trouver.

En fait de réformes heureuses à ce point de vue
de la distribution des heures de récréations, je
n'en vois qu'une qui me paraisse mériter qu'on

la signale. Elle paraît, de prime abord, assez étrange ; mais elle donne, dans la pratique, des résultats qu'il m'a été donné de constater de près ; et bien que tout aille à l'encontre de ce que j'en pouvais présumer par avance, je dois dire ce que j'ai vu.

Dans l'institution privée à laquelle je fais allusion, la journée se divise en deux parties tranchées : la matinée uniquement consacrée à trois heures de classe, l'après midi que remplissent trois heures d'étude.

Poursuivies sans interruption, ces trois heures de classe et ces trois heures d'étude amèneraient infailliblement l'oblitération de l'intelligence par surmenage, l'indigestion cérébrale, si l'on peut dire. Mais on prend soin de les couper, après chaque heure, par cinq ou six minutes de récréation. Or, *de l'aveu des enfants eux-mêmes*, ce bref instant de repos intellectuel et d'activité physique, pendant lequel on renouvelle l'air lourd de la salle d'étude, suffit parfaitement à rafraîchir la pensée, à rajeunir la faculté d'attention, à faire cervelle neuve.

Précédé d'une leçon de gymnastique, suivi d'une récréation d'une d'heure non plus dans une cour, mais au grand air, le repas de midi sépare le travail fait avec le professeur du travail personnel. Les résultats sont indiscutables, inespérés. Sans doute, ces récréations de cinq minutes sont plus aisées à pratiquer dans une petite école que dans un grand lycée; mais c'est encore là la seule réforme un peu ingénieuse et pratique qui me semble pouvoir se généraliser.

La grande cour de la plupart de nos lycées s'enorgueillit d'agrès et de portiques où les anneaux, les trapèzes, les perches, les cordes lisses et les échelles mobiles évoquent des idées de cirque ou de caserne de sapeurs-pompiers. Partout on a l'impression que l'on élève ici des générations d'acrobates ou de moniteurs pour l'école de Vincennes.

Cette admirable installation ne sert d'ailleurs que rarement, surtout si l'on compte la part que chaque élève prend aux exercices que l'on y exécute. Écoutez ce que dit à ce propos un médecin qui paraît renseigné :

« Nos générations ont été élevées à raison de soixante-dix heures par semaine de travail intellectuel obligé, contre deux heures de gymnastique facultative. On avait soin, d'ailleurs, de rendre si fastidieuse la classe d'exercices physiques, que chacun de nous n'avait en tête que de s'y soustraire. On n'y allait que par contrainte. Alignés, immobiles, menés par un ancien sergent qui ne plaisantait pas avec sa mission, nous attendions, dans un profond ennui, qu'arrivât notre tour d'accomplir, sur le trapèze ou aux anneaux, un tour d'acrobatie auquel rien ne nous préparait ; après quelques instants d'efforts plus ou moins infructueux, sous la risée des camarades, on cédait la place à un autre, on rentrait dans le rang pour y reprendre une raideur et un silence tout militaires. Au total, cela faisait bien pour chacun de nous trois ou quatre heures par an de travail musculaire personnel. Et quand le médecin disait : « Faites donc faire de la gymnastique à ce garçon », on répondait : « Mais il en fait, docteur, et très régulièrement, je vous assure ! »

Depuis le temps où ces lignes ont été écrites, on a réalisé, çà et là, quelques progrès ; on a donné plus d'importance à la gymnastique rationnelle, physiologique, aux dépens de la gymnastique athlétique ou d'exception. Mais il est rare qu'un proviseur, fût-il imbu des idées les plus progressistes, attache quelque importance et donne quelques soins à cette partie, à ses yeux secondaire, de l'éducation.

Un Comité consultatif fonctionnant au ministère de la rue Grenelle rendrait un grand service en précisant les points fondamentaux de cet enseignement. J'imagine que son programme ne s'éloignerait pas beaucoup des quelques propositions suivantes :

1° Il importe que, pour tous les élèves, au moins jusqu'à la classe de rhétorique, les exercices de gymnastique soient quotidiens. Il faut aussi que chaque séance soit courte, pour que soient évités l'ennui et la fatigue. Une séance de vingt minutes avant le repas de midi, une séance pareille avant le repas du soir suffiront amplement et rempliront le plus heureusement du monde l'office d'apéritif.

2° Les agrès les plus simples sont les meilleurs; ils doivent être disposés en nombre suffisant pour que tous les élèves d'une même classe exécutent au même moment l'exercice commandé. De simples perches verticales ou parallèles, fixées en haut et en bas, assez espacées pour qu'un corps d'enfant tienne à l'aise entre deux, remplissent à peu près toutes les conditions requises. On y peut faire cent mouvements divers, et rien n'est moins coûteux à établir.

3° Les mouvements doivent être combinés de telle sorte que chacun d'eux, répété rythmiquement un certain nombre de fois, amène le développement, par l'usage, d'un groupe musculaire déterminé.

Il importe de veiller par-dessus tout au développement de la cage thoracique, et au libre jeu des muscles respiratoires. La résistance de nos enfants à l'envahissement de leurs poumons par la tuberculose, l'énergie de leur nutrition, la vigueur même de leur fonction cérébrale sont, en grande partie, sous la dépendance de la capacité respiratoire qu'on sera parvenu à leur procurer.

La culture intensive des muscles des bras et des jambes ne doit venir qu'en second lieu. Dans l'ordinaire de la vie on peut, à la rigueur, se passer de savoir la boxe ou le chausson, mais personne ne peut négliger de se faire une circulation active, une vitalité générale aussi intense que possible.

Cela posé, il est bien entendu que rien n'est à réprouver de ce qui peut, chez un jeune homme, développer les qualités d'énergie, de sang-froid et de décision, qui ont manqué à tant de gens intelligents et cultivés de nos générations.

V

L'Infirmerie et le médecin du Lycée.

Rôle actuel du médecin de lycée. — Les progrès récents de la bactériologie et de l'hygiène lui imposent des tâches nouvelles. La fiche sanitaire individuelle; projet du D[r] Le Gendre. — Le médecin scolaire doit prévoir et prévenir les diathèses en germe chez l'enfant. — Rapports du physique avec le moral; le médecin neurologiste envisagé comme collaborateur à l'éducation. — Recrutement du personnel médical des écoles.

Les médecins de nos lycées sont choisis parmi les meilleurs. Dans nos petites villes, c'est le praticien le plus renommé qui reçoit mission de veiller à l'état sanitaire des écoles; à Paris et dans les grandes villes de province, ce sont de très distingués médecins des hôpitaux, des professeurs à la Faculté, des membres de l'Académie de médecine. Presque partout, un étudiant en médecine leur est adjoint pour les soins immédiats à donner en cas d'accident ou de maladie subitement déclarée.

En dépit de cette sollicitude et de ce bon vouloir, il nous faut constater pourtant que le rôle actuel de médecin dans nos lycées est bien loin d'être ce qu'exige notre conception actuelle de l'hygiène et de la thérapeutique scolaires.

Cela tient à ce que le mot de maladie, interprété d'une façon trop sommaire et simpliste, est très mal défini dans l'esprit du public et dans l'esprit de nos grands maîtres de l'Université. On répugne à comprendre que le domaine de la science médicale et thérapeutique s'agrandit chaque jour, qu'il s'est enrichi, depuis Pasteur, de notions d'hygiène d'une importance capitale et neuve, qu'il envahit, enfin, grâce à nos connaissances perpétuellement accrues des rapports du physique avec le moral, un territoire qui paraissait devoir lui être à jamais interdit.

A l'heure présente, il est universellement admis que l'immense majorité des enfants élevés dans nos lycées doivent être tenus pour sains et normaux. Ils ne cessent de l'être que du jour où ils sont frappés par la typhoïde, la grippe, l'appendicite, la rougeole, ou bien s'ils se cassent la jambe en jouant au foot-ball. Le médecin scolaire est nommé pour traiter ces maladies exceptionnelles, mais pas pour réclamer sans cesse mille réformes importunes, pour critiquer le mode d'alimentation, la rareté des récréations ou la surcharge des pro-

grammes; moins encore pour se mêler de pédagogie ou de psychologie scolaire. L'attitude prise
au congrès de novembre 1903 par M. l'Inspecteur
général délégué du ministère ne laisse aucun doute
à cet égard.

Je comprends cette résistance des bureaux de la
rue de Grenelle à des innovations qui ne peuvent
être adoptées qu'après de sages réflexions, et des
expériences partielles très concluantes. A dire
vrai, j'aime mieux l'administration circonspecte
et prudente que trop hâtive et révolutionnaire.
Aucun progrès solide ne s'accomplit rapidement.
Craignons que trop de hâte ne soit payé d'un
retour en arrière.

D'ailleurs la poussée est trop forte pour que la
résistance s'éternise. Rien, à coup sûr, n'arrêtera
le mouvement qui se prononce et qui s'accentue
constamment, avec une intensité toute particulière,
dans les pays véritablement progressistes. Plus
nous allons, et plus l'opinion publique souscrit à
cette idée que le degré de civilisation d'un peuple
se mesure au degré de perfectionnement qu'il
atteint dans le domaine de l'hygiène sociale[1]. Tant

---

1. Cette idée a été développée avec éloquence au congrès d'hygiène scolaire, par le Dr Maurice Letulle, professeur agrégé à la
Faculté, médecin des hôpitaux et de l'un des plus grands lycées
de Paris.

que l'hygiène de nos écoles n'aura pas fait de ces progrès considérables, dont seuls les médecins peuvent donner la direction, notre pays ne sera pas au premier rang parmi les nations civilisées.

Un grand point cependant paraît acquis en principe, grâce aux efforts tentés par la ligue des médecins et des familles, et plus particulièrement par MM. Le Gendre, Albert Mathieu et Maurice Letulle. Je veux parler de la fiche individuelle sanitaire, grâce à quoi chacun des élèves d'un lycée, même s'il ne présente aucun signe apparent de maladie formelle, sera périodiquement examiné au point de vue de son développement physique, de son hérédité, de ses tendances à certaines diathèses, de son activité intellectuelle. Cette fiche, véritable dossier secret que détiendra le médecin dans une armoire close par lui et que lui seul saura ouvrir, ne pourra être confiée qu'aux parents ou au médecin désigné par leurs soins pour en prendre connaissance.

Voici, d'après le Dr Le Gendre, sur quelles données il faudrait l'établir :

« 1° Par une conversation avec les parents et, toutes les fois que ce sera possible, par un échange de lettres avec le médecin de la famille, établir les antécédents familiaux et le bilan des maladies personnelles de l'enfant ;

« 2° Toise, mensuration du thorax, de la circonférence crânienne, pesée du corps ;

« 3° Mention faite de l'absence de déformations de la colonne vertébrale ;

« 4° Examen de la dentition, si importante chez les enfants ; le médecin doit dépister dès le début la carie et la traiter méthodiquement, sans attendre que l'enfant s'en plaigne ou qu'il ait une fluxion ;

« 5° De l'acuité visuelle et des vices de réfraction de l'œil ;

« 6° De l'acuité auditive et de l'intégrité des tympans ;

7° De l'existence de végétations adénoïdes, d'une pharyngite ;

« 8° De la conformation des organes génitaux ;

« 9° De l'existence des hernies ;

« 10° De l'examen des organes thoraciques ; auscultation des poumons (Rayons X au besoin), du cœur et des vaisseaux ; notation de la pression artérielle ;

« 11° Du tube digestif ; clapotage de l'estomac ; atonie intestinale ; dimensions du foie ;

« 12° Analyse des urines. »

« Avec un outillage convenable, ajoute le D^r Le Gendre, en une demi-heure l'examen physique peut être fait : les renseignements ont pu être recueillis à un autre moment. On pourra établir six fiches dans une matinée, et, dans les grands établissements, une part de travail pouvant être faite par le médecin adjoint, il serait, je crois, possible d'établir 300 fiches dans un mois. Ces fiches individuelles seront revisées au moins deux fois par an, trois fois s'il est possible, et ce sera possible dans les établissements où les élèves ne sont pas trop nombreux. [1] »

A mon sens, les données ci-dessus ne suffisent pas tout à fait. Il sera quelque jour singulièrement utile de les compléter par des notes sur le développement intellectuel, le pouvoir d'attention, la qualité de la mémoire de chaque élève. Une petite enquête psychologique deviendra nécessairement le complément de cette petite enquête physiologique. Mais tout incomplète qu'elle soit, dans la rédaction ci-dessus, efforçons-nous, puisque le principe en est adopté, d'en obtenir l'application pratique immédiate.

____

1. J'extrais ces lignes du discours inaugural du D^r Le Gendre au Congrès d'hygiène scolaire. Ce long rapport plein de faits et d'idées est à lire en entier.

Voyez en effet quels avantages importants il en peut résulter pour tous et pour chacun.

Examinés avec une précision toute moderne, nos enfants seront promptement guéris ou débarrassés de ces menues misères qui si souvent entravent leur développement physique ou intellectuel. Combien de parents ignorent que leur fils a des végétations adénoïdes du pharynx nasal. Or, il suffit souvent de les détruire pour que l'enfant respire mieux, s'enrhume moins, pour que son intelligence, sa mémoire et son attention prennent tout leur essor.

Combien de myopies, d'astigmatismes, de déviations de la colonne vertébrale passent inaperçues pour le plus grand dommage du présent et de l'avenir. Et que de maladies, de diathèses prévues et conjurées. A ce propos, le D^r Le Gendre écrit excellemment : «... L'hygiéniste doit connaître les prédispositions morbides individuelles des enfants dont il faut prévenir les maladies. Nous devons vulgariser cette vérité que beaucoup de maladies qui frapperont l'homme sont en germe dans l'enfant : l'arthritisme, les névroses et même la tuberculose, ou du moins l'aptitude à se tuberculiser; car toutes les maladies, même les infectieuses, doivent être préparées par un trouble préalable de la nutrition, héréditaire, inné ou acquis par une mauvaise hygiène. »

Parents qui voulez bien me lire, retenez ces quelques lignes; elles vous aideront à prendre conscience de la totalité de votre devoir. Dites-vous bien que vos enfants sont venus au monde sans leur consentement, que vous leur avez infligé la vie, qui n'est pas toujours gaie; que vous leur avez transmis certaines tares, certaines tendances morbides, causées par vos propres diathèses et souvent par votre inconduite; que vous pouvez, en les soumettant de bonne heure à l'examen fréquemment réitéré d'un médecin compétent, leur épargner des misères souvent cruelles et longues, parfois mortelles. Bien loin d'opposer résistance à l'établissement de cette fiche ou de ce carnet sanitaire, aidez-nous à en réclamer la mise en pratique immédiate.

Et, d'autre part, pour la science, quelle source de documents! Que d'observations nouvelles précises, suivies, que de notions utiles qui aideront à mieux comprendre, à mieux traiter, à mieux diriger les écoliers de demain! Quelle lumière projetée sur une foule de problèmes encore obscurs ou insuffisamment élucidés, diathèses, névroses, maladies de la nutrition chez l'enfant, troubles de

la croissance, modifications apportées à l'organisme physique, intellectuel et moral par la puberté
— toutes choses sur lesquelles nous ne possédons
que des documents partiels, insuffisants, mal
cohérents! C'est alors que pourra s'étudier avec
fruit cette question considérable des rapports du
physique avec le moral. Sans doute quelques-uns
d'entre nous, psychologues et médecins attentifs
à surprendre le mécanisme de nos activités mentales, se sont attachés à l'approfondir ; ceux-là sont
en possession de quelques documents soigneusement recueillis, et tout à fait frappants, comme
on pourra le voir par la suite de cet ouvrage. Mais
que de choses à faire encore dans cette voie, avant
que soit établie sur des bases solides cette hygiène
de l'âme, cette médecine de l'esprit, que je me
suis efforcé naguère de solidement instaurer.

Dès maintenant, on peut bien dire que nous
pouvons prévoir avec assurance le jour où la
paresse, l'inattention, la colère, la tristesse, la
peur, les sautes d'humeur de nos enfants seront
traitées avec succès par des médecins compétents.

Comme je disais de ces choses à une mère qui
m'entretenait de ses fils, elle s'indigna grande-
ment, en me disant qu'elle ne voulait pas que ses
enfants servissent de sujets à mes expériences. Je

n'eus pas de peine à lui faire comprendre qu'il ne saurait s'agir en aucune façon de tentatives expérimentales, mais simplement d'observations peu compliquées, ne comportant, pour les collégiens qui y seraient soumis, aucun risque, aucune fatigue. Et j'ai tenu à reproduire ici l'objection, parce qu'il y a chances pour qu'on la fasse encore et parce qu'il faut, une fois pour toutes, y répondre.

Je ne sais, à la prompte exécution de cette mesure excellente, qu'un obstacle important : la difficulté de trouver des médecins aptes à une tâche aussi délicate. A Paris, dans les grandes villes, pourvues d'une Faculté de médecine, et où l'on peut avoir recours à d'éminents spécialistes, tout se passera à souhait, et les documents recueillis auront quelque valeur.

Mais dans les chefs-lieux de peu d'importance, le recrutement d'un personnel médical suffisamment instruit, suffisamment moderne, ne sera pas, de prime abord, chose facile.

Songez qu'un médecin, apte à rédiger des fiches complètes et précises, devrait être au courant de toute la médecine, de toute la chirurgie générale pour les élèves de classes supérieures, de la médecine infantile pour les plus petits, qu'il lui faut être oculiste, auriste, laryngologiste, orthopédiste, hygiéniste, neurologiste et bon psychologue! Songez encore qu'il lui faudra consacrer des matinées entières à l'examen des élèves du lycée, à la direction hygiénique de la maison, au traitement des malades et des languissants. Il faudra bien trouver des fonds pour rémunérer d'aussi copieux services.

Quant à l'insuffisance des médecins, elle ne sera pas très longtemps un obstacle. Ici comme partout, la fonction saura créer l'organe — le mot est du D^r Le Gendre. On parle beaucoup de créer une diplôme spécial de médecine sanitaire. Un grand nombre de jeunes médecins, médiocrement pourvus de clientèle, feront des études spéciales et fourniront à l'hygiène publique des fonctionnaires excellents.

Ce mot de fonctionnaire, ma plume ne l'écrit qu'à regret. Je ne suis pas de ceux qui voudraient en voir croître considérablement le nombre, ainsi qu'en peut témoigner la préface de ce volume. Il faut bien cependant se résigner à cette solution. Sans aller jusqu'à souhaiter l'institution d'un corps de santé des écoles, analogue au corps de santé des armées de terre et de mer, j'estime qu'il faut exiger que nos médecins de lycées donnent, avant d'entrer en fonctions, des preuves d'instruction spéciale suffisante, et que le souci d'une clientèle nombreuse ne les détourne pas trop de leur tâche, puisqu'ils vont être appelés à se mêler de tant de choses, depuis les plans de construction d'une maison d'école, jusqu'aux problèmes les plus délicats de la psychologie et de la thérapeutique morale.

Dans sa vive et d'ailleurs spirituelle réplique à l'excellent rapport du D^r Le Gendre[1], M. l'Inspecteur général Jules Gautier proposa, non sans ironie, que tous les proviseurs et chefs d'établissements fussent pourvus du doctorat en médecine. Et je me sens tenté de prendre au sérieux cette aimable boutade. Jadis, on avait bien coutume — par souci de l'éducation religieuse des enfants — de nommer des ecclésiastiques à la direction des collèges. Il y en a eu d'excellents. A la tête de nos établissements d'enseignement secondaire, un médecin psychologue, instruit des choses de la pédagogie, pourrait rendre, après tout, d'aussi bons et loyaux services que quelques-

1. Compte rendu du congrès de 1903, p. 43.

uns de ces administrateurs aimables, courtois, conciliants, ennemis des tracas et des changements de régime, qui concèdent tout en paroles, et de qui le rêve est de présider aux destinées d'une maison où rien ne se passe d'extraordinaire, où rien ne se fait de nouveau. N'en avez-vous pas connu qui ressemblaient un peu au portrait que j'en trace...?

DEUXIÈME PARTIE

LA VIE DE L'ESPRIT

VI

La question du surmenage.

Un discours de M. Rabier. — Un discours de M. H. Bergson. — Définition du surmenage; le surmenage scolaire vrai est, en fait, exceptionnel. — Enfants neurasthéniques non par surmenage, mais par hérédité neuro-arthritique.

A l'occasion d'une des premières réunions générales de la *Ligue des Médecins et des familles*, M. Rabier, l'éminent et charmant directeur de l'enseignement secondaire au ministère de l'Instruction publique, prononçait de sages paroles qu'il n'est pas sans intérêt de reproduire ici.

« Soyez, a-t-il dit en substance, justes dans vos récriminations et soyez pratiques dans les innovations que vous nous proposerez. Méfiez-vous, notamment, de la question du surmenage scolaire et de la surcharge des programmes. Le surmenage proprement dit est, à l'école secondaire, moins fréquent que certains d'entre vous ne paraissent le croire. Quant aux programmes, ils ne réclament point d'efforts surhumains, étant faits en vue d'exiger des élèves, non point des connaissances approfondies et techniques, mais bien des notions générales, justes, encore que sommaires et simples, sur l'ensemble de la connaissance humaine. Au baccalauréat qui couronne les études, les examinateurs ont pour recommandation expresse de juger, non pas tant sur tel point de détail que sur le degré de culture générale des candidats. »

Rien de mieux que ce petit speech. Il serait mille fois injuste de ne pas reconnaître les immenses progrès tentés dans cette voie par les récentes circulaires des deux ou trois derniers ministres, et il ne reste plus à réformer que la tournure d'esprit, que les tendances attardées d'une grande partie du personnel enseignant.

Quant à la question du surmenage scolaire, je voudrais m'efforcer de la poser une bonne fois avec clarté.

Le 31 juillet de l'an dernier, un orateur exquis,

M. Bergson, membre de l'Académie des sciences morales et professeur au Collège de France, présidant la distribution des prix au lycée Voltaire, prononçait, sur la puissance créatrice de l'effort, un discours dont l'idée dominante se résumait dans la dernière phrase que voici :

« Tendez toujours davantage les ressorts intérieurs, n'hésitez pas à les forcer quand il le faudra, et dites-vous bien, quoique le surmenage ne soit pas à la mode, que l'avenir est à ceux qui se surmènent. »

A l'appui de son dire, M. Bergson venait de raconter à son auditoire l'histoire d'un de ses camarades de collège qui, fort mauvais élève jusqu'à son baccalauréat, devint pourtant, vers la trentaine, « un médecin fort distingué, très apprécié, très consulté ; il s'était haussé à la considération, presque à la notoriété, et, chose bien autrement admirable et bien plus désirable encore, il était devenu intelligent ! »

Le charmant philosophe attribue à la souveraine puissance de l'effort volontaire la métamorphose de cet esprit. Malgré toute l'admiration que je professe pour son enseignement et pour ses livres, j'avouerai sans détour que je trouve trop simple, trop commode et, pour tout dire, trop peu philosophique, cette interprétation d'un fait qui se reproduit à tous moments sous nos yeux.

Interrogez les hommes qui occupent à l'heure actuelle une situation enviable dans les lettres, les arts, la science, la politique, le barreau, l'industrie, le commerce; demandez-leur quel rang ils tenaient dans leurs classes : vous apprendrez alors qu'une bonne moitié d'entre eux n'ont été que de bien médiocres élèves, dont l'attention s'éparpillait sans se fixer et dont l'intelligence paraissait s'attarder dans les limbes; leur esprit, assez vif pour le train de la vie pratique, s'émoussait et se ternissait sitôt qu'il voulait s'appliquer à des études imposées.

C'est qu'ils ne savaient pas vouloir et faire effort, ce dont ils se sont avisés plus tard, nous dit M. Bergson et disent, avec lui, tous les éducateurs à l'ancienne manière.

C'est — répondrai-je en m'appuyant sur tout ce que nous ont appris la psychologie et la médecine modernes — que leur jeune cerveau, atteint, à l'heure de la puberté, d'une maladie véritable de l'attention et de la volonté, maladie décrite, connue, très fréquente, s'accompagnant de troubles indéniables du fonctionnement cérébral et de la

nutrition générale, était incapable de cette attention volontaire, toujours disponible, qui fait les
bons élèves. Plus tard, vers la trentième année,
quand leur cerveau s'est affermi, quand leur nutrition s'est refaite, ces médiocres sont devenus des
hommes supérieurs, capables d'énergie créatrice,
et propres à fournir des doses parfois considérables
de travail.

Notez, en outre, que bon nombre d'enfants,
doués, à leur manière, d'une petite personnalité,
répugnent naturellement à un labeur imposé, à
des études qu'ils n'ont pas choisies et dont l'attrait
échappe à leur jeune âge. Leur esprit a, pourtant,
une valeur latente, que nous verrons éclore
pleinement, alors que, mûris par le contact avec
la vie, adonnés enfin à des travaux de leur
choix, ils ne dépendront plus que d'eux-mêmes,
et accompliront une tâche conforme aux appétits
longtemps secrets de leur intelligence. Peut-être
manqueront-ils de cette culture générale, de ces
connaissances fondamentales que, pour ma part,
je tiens pour excellentes, et qu'ils seront conduits à regretter un jour ou l'autre. Mais cependant il leur appartiendra de devenir d'excellents
spécialistes, voire même de grands initiateurs.
Les exemples abondent d'enfants paresseux, mal

notés, et classés parmi les plus médiocres de leurs classes, qui plus tard devinrent des maîtres dans leur art, et dépassèrent de cent coudées les plus brillants d'entre leurs camarades. Indolents de dix à vingt ans, alors que le travail obligatoire leur répugnait, ils donnèrent plus tard l'exemple du plus admirable labeur, alors qu'il leur était devenu loisible de faire précisément ce qu'ils aimaient à faire. Le surmenage par persuasion n'a rien à voir en tout cela.

Il convient d'insister ici sur ces deux façons si disparates d'envisager la question qui nous retient en ce moment.

Charcot disait, avec ce lumineux bon sens qu'il a souvent poussé jusqu'au génie : « Je ne crois pas beaucoup au surmenage scolaire. » Récemment, le directeur de l'enseignement secondaire disait la même chose, en termes excellents, et pour mon humble part j'inclinerais volontiers à penser que c'est mal poser la question que de la traiter sous cet aspect.

Surmenage, cela signifie, j'imagine, abus de son énergie, physique ou intellectuelle, aboutissant à un état de dépression, de fatigue organisée et prenant forme de maladie.

En dépit de la surcharge des programmes, de la

multiplicité excessive des heures de travail, et de l'insuffisance de récréations actives prises au grand air, ce phénomène pathologique n'est pas fréquent dans nos écoles.

Que se passe-t-il, en effet, dans l'ordinaire de la vie?

Sur une classe de trente élèves, quatre ou cinq sont franchement au-dessus de leur tâche quotidienne; dix à douze y suffisent tant bien que mal; les autres languissent et suivent en traînards, évidemment inférieurs au degré d'énergie intellectuelle qui serait nécessaire.

Dans tout cela, où sont les surmenés?

Les premiers de la classe ne font pour ainsi dire pas d'efforts pour se vaincre et se contraindre au dur labeur. Ils sont — demandez à leurs maîtres — naturellement aptes à prêter attention, à comprendre et à retenir. Leur cerveau, qui est bon, ne se fatigue pas : il digère et il s'assimile comme ferait un bon appareil digestif. Je sens que cette comparaison n'est pas sans étonner et sans choquer plus d'un de mes lecteurs. On m'accordera cependant qu'elle est juste, pour peu que l'on consente à se pencher, afin de l'observer de près, sur le mécanisme de ces jeunes esprits. Ils sont nés avec une heureuse mémoire et avec une faculté d'attention puissante, plutôt encore qu'avec une intelligence très vive — c'est pour cela qu'ils font de bons élèves. Mais leur activité est toute naturelle, et il est rare — sauf au moment des examens très importants — qu'ils la contraignent et la poussent.

Ceux-là ne sont donc pas des surmenés, non plus d'ailleurs que ceux de leurs camarades qui viennent bien loin en arrière. Ceux-ci sont inférieurs à leur tâche, mais pas plus que les autres ils ne se contraignent et ne forcent leurs facultés : de toutes les choses qu'on leur enseigne, ils prennent ce qu'ils peuvent. Attentif à certains moments, somnolent à d'autres, leur cerveau, incapable de fortes digestions, se nourrit de miettes.

Donc, pour être véridiques, convenons que le surmenage acquis par excès d'efforts intellectuels volontaires est chose rare dans l'enfance. On voit beaucoup de jeunes gens devenir neurasthéniques — ou tout au moins accentuer une névrose auparavant latente — au moment des concours pour l'École polytechnique, pour l'École centrale, pour l'École navale, pour l'internat des hôpitaux. On en voit peu se surmener, au véritable sens du mot, sur les bancs du collège.

Et cependant nos classes sont remplies de petits neurasthéniques, de gamins à la nutrition ralentie, à la croissance insuffisante ou excessive, dyspeptiques, et donnant des signes non douteux d'arthritisme ou de nervosisme. Seulement, ils ne sont pas ainsi par abus de travail volontaire : ils sont ainsi de naissance et par hérédité. Comme ils ne prennent pas le lit, et comme leur aspect extérieur ne diffère pas sensiblement de celui de leurs camarades, on ne les tient pas pour malades : on les accuse d'indolence, de mauvais vouloir, de paresse. On les punit ou le plus souvent on se désintéresse d'eux, alors qu'il les faudrait soigner d'une façon tout attentive et spéciale pour en tirer parti. La loi du moindre effort, qui les mène et leur conseille l'indolence, conduit aussi leur professeur qui s'attache surtout à ensemencer le sol riche qui donne le blé de lui-même.

N'oublions pas que les agriculteurs modernes ont appris à user d'engrais chimiques pour aviver les terrains pauvres, et venir en aide à leur misère fonctionnelle. Les hygiénistes modernes ont, de même, de puissants moyens de tirer parti des cerveaux en apparence peu doués. Il est temps qu'on le sache, les maladies de l'attention, de la

mémoire et de la volonté se soignent et s'amé-
liorent aisément quand on prend soin de les
traiter. C'est une vérité dont j'ai douté longtemps, mais à laquelle je crois, pour en avoir
constaté de mes yeux, et tout près de moi,
l'exactitude.

Il m'est donc impossible d'entendre au même
sens que M. Bergson, ce mot, pourtant bien clair,
de surmenage. L'observation de chaque jour
nous montre que le sur-effort intellectuel est
exceptionnel au collège, sauf à l'approche des
examens. A ce moment, quelques-uns de ces
jeunes esprits qui ne sont point capables de se
représenter vivement à distance la nécessité d'être
prêts, sont pris d'une ardeur véhémente et brouil-
lonne, et s'efforcent d'entasser dans leur mémoire
mille notions négligées alors qu'il eût été facile
de les apprendre en leur temps, à loisir. C'est la
faute de leur nature, plutôt que de la surcharge
des programmes, et, du reste, l'effort donné à
cette heure suprême est généralement d'assez
brève durée pour ne rien déterminer d'autre qu'un
peu d'abêtissement et d'obnubilation au moment
des interrogations en Sorbonne.

Tout n'est pourtant pas pour le mieux dans le
meilleur des mondes ; et je suis de ceux qui pro-

fessent que, si le surmenage, au sens véritable du mot, n'est pas chose fréquente chez les enfants de nos écoles, il se fait cependant, au cours des années scolaires, un grand gaspillage de temps, et qu'il y a, sur ce point-là, de grosses réformes à souhaiter.

VII

De la surcharge des programmes.

Les programmes actuels pour l'enseignement secondaire. — Nécessité d'une culture générale précédant le choix d'une carrière. — La lettre et l'esprit des programmes. — Excellence de quelques réformes récentes.

Beaucoup de personnes, et des moins progressistes en matière d'enseignement, accordent volontiers que les programmes actuels sont déraisonnablement surchargés. « Il y a vingt ans, disent-ils, nous avions déjà quelque peine à préparer le baccalauréat, encore que les « matières » à étudier fussent assez restreintes. Aujourd'hui, nos enfants, — allégés, il est vrai, de l'étude du grec — ont à faire preuve de connaissances solides en latin, en français, en histoire de la littérature, en philosophie, en histoire, en géographie, en physique, chimie, zoologie, botanique, minéralogie, cosmographie, mathématiques, langues vivantes, en sociologie et en morale. Comment voulez-vous que leur jeunesse y suffise alors que la vie d'un homme n'y suffirait pas ! »

J'avoue ne partager qu'à demi cette indignation, moi qui joue ici le rôle de défenseur de nos fils contre les excès de zèle et les insuffisances de précautions de leurs éducateurs.

J'ai sous les yeux le petit volume de cent soixante pages qui a pour titre *Plan d'études, programmes et examens de l'enseignement secondaire*, et dont la couverture s'orne d'une figure assise, coiffée du bonnet de Phrygie, image de la République française, mais d'une république assagie, méditative, bienveillante, sœur jumelle de la Minerve.

J'ai lu d'un bout à l'autre cette plaquette insuffisamment répandue, et qu'on décrie faute de la connaître. Le style en est sévère ; les phrases y manquent de verbes, puisqu'il ne s'agit que d'une longue énumération. Je la tiens cependant pour un fort bon ouvrage, rédigé par des hommes sages après mûres réflexions.

Elle débute par la lettre de M. Georges Leygues, ministre de l'Instruction publique, en réponse à M. Ribot, président de la commission de l'Enseignement de la Chambre des députés, et elle aboutit au programme des examens du baccalauréat. Chemin faisant, elle donne le plan d'études détaillé de chacune des classes, depuis les classes enfantines jusqu'à la philosophie et aux mathématiques spéciales. Et pour qui lit avec un peu de soin, il est facile d'y discerner les motifs qui ont présidé à ce prodigieux enrichissement des études. On y retrouve à toutes les pages l'idée directrice qui a conduit les organisateurs de ces réformes. Cette idée me paraît louable. On la peut, je crois bien, définir comme suit :

Nous n'avons pas du tout la prétention folle de faire, des enfants que l'on nous confie, de parfaits latinistes, d'excellents écrivains, de profonds philosophes, des mathématiciens hors pair, des naturalistes accomplis, ni des chimistes consommés. Mais nous voulons qu'au sortir du collège, un jeune Français de la classe bourgeoise entre dans la vie avec un bagage honorable de notions générales, possédant des clartés de tout, apte à se faire une idée suffisante de l'état actuel de la connaissance humaine, et à choisir avec quelque discernement la partie de cette connaissance qui devra faire sa carrière. Nous voulons qu'il ait quelque teinture de l'histoire de l'esprit humain, qu'il connaisse les origines de sa race, les traditions historiques de son pays, qu'il ne soit pas trop gauche à manier sa langue, qu'il puisse, le cas échéant — les occasions se font nombreuses aujourd'hui — causer couramment et correspondre sans trop de fautes avec un Anglais ou un Allemand. Nous voulons encore que son esprit, imprégné par la littérature et par l'histoire de l'esprit traditionnel et conservateur qui certes est nécessaire, puise dans l'étude des sciences physiques et naturelles le goût vif du progrès, de l'évolution. Nous voulons qu'il soit mis à même de librement choisir entre la vieille conception de l'Univers, et la vision du Cosmos telle que la font entrevoir les documents recueillis et groupés par les savants modernes. Nous voulons enfin qu'un Français de dix-huit ans entre dans la vie avec une intelligence cultivée, capable de résoudre une difficulté, d'observer justement, de se déterminer pour des raisons plausibles, de penser par lui-même, et de réformer, s'il y a lieu, les opinions irraisonnées et purement sentimentales de son milieu.

Mais comme il est absolument impossible qu'un esprit de quinze à seize ans embrasse d'une forte étreinte tant de notions dissemblables, et qu'il aille au fond de toutes choses, nous avons pris soin de recommander instamment aux examinateurs du baccalauréat de juger largement, de ne pas se montrer sévères sur des questions de détail, d'apprécier non pas tant l'excellence de la mémoire que la sûreté du jugement et l'intelligence des choses.

Beaucoup de professeurs chargés des examens de rhétorique et de philosophie ont adopté sans restrictions cette manière de juger. Sans doute il y en a encore quelques-uns qui s'attachent à exiger qu'on leur récite imperturbablement tous les noms des sous-préfectures, des dates de traités, de batailles ou d'événements; mais ils se font de plus en plus rares. A l'heure actuelle, on refuse impitoyablement un candidat niais, qui rabâche par cœur des phrases toutes faites, tandis que l'on est indulgent à l'oubli d'un fait particulier si le jeune homme interrogé fait preuve d'intelligence ouverte, de méthode, d'ingéniosité d'esprit.

Cette tendance n'a rien que d'excellent. Il faut que nos enfants reçoivent au collège une culture générale, à la fois conservatrice et progressiste, historique et scientifique. Il importe qu'ils sachent que le monde n'est pas né d'hier, que le passé de notre France influe sur le présent, que les morts commandent aux vivants, et que tout ne se peut changer d'une secousse au gré des plus généreuses impatiences. Mais il importe aussi que la science moderne leur montre que tout retour en arrière est impossible, et que, dans le passé comme dans le présent, les générations d'hommes n'ont valu que par ce qu'elles ajoutèrent au patrimoine des ancêtres.

Non, certes, il ne faut pas alléger les programmes de tout ce dont on les a enrichis depuis plusieurs années. Chargé d'un rapport par la sous-commission de l'éducation à la commission permanente de la tuberculose, je n'ai pas hésité à demander quelques additions nouvelles, peu encombrantes à dire vrai, et destinées à donner aux enfants de toutes les écoles quelques notions d'hygiène sociale, absolument indispensables dans l'état actuel de notre civilisation. Ce sont d'ailleurs choses faciles, et d'un intérêt assez vif, assez pratique, assez immédiat pour que nos enfants n'aient pas grand'peine à y prêter attention.

Rien de ce qui peut contribuer à former des hommes policés, aptes à vivre en société, ne doit disparaître de ces plans d'étude, dont la richesse doit être notre orgueil. En tous cas, s'il y avait à amputer, ce ne serait guère que dans le domaine des langues mortes que l'on pourrait le faire. Mais cette question de l'enseignement du latin vaut qu'on la traite à part, tant elle m'apparaît grave.

Tels qu'ils sont rédigés, les programmes actuels me semblent acceptables. Ils sont conçus de telle sorte que chaque branche de la connaissance humaine y soit revue à deux reprises et dans deux classes différentes. Par exemple : on enseigne la géologie très sommairement en septième, avec plus d'ampleur en quatrième; l'histoire ancienne s'apprend tout d'abord en sixième, et avec plus de développements et de précision en seconde. Il se fait ainsi, dans la mémoire des enfants, un rappel excellent de choses imparfaitement assimilées quelques années auparavant. C'est là une trouvaille, une trouvaille de bon psychologue; il est aussi pénible d'apprendre pour la première fois, qu'il est doux et intéressant de reconnaître, de retrouver des faits autrefois entrevus, et que l'on croyait être ensevelis dans un définitif oubli. Comme on se souvient bien des choses réapprises!

Et de même, la réforme de l'enseignement des langues vivantes est conçue dans le meilleur esprit. On apprend à présent l'anglais et l'allemand — non plus en abordant d'emblée la rébarbative grammaire — mais comme en se jouant;

l'usage passe avant la règle; c'est sagesse, et l'instruction devient toute pratique, toute aisée, de théorique et assommante qu'elle était de mon temps.

Les cours d'histoire, qui font une si large part à l'évocation des mœurs, de l'architecture, des vêtement, des coutumes d'un temps, sont faits bien véritablement pour cultiver l'intelligence, le vrai savoir et non plus la seule mémoire. Les leçons d'histoire naturelle, de chimie, de physique sont illustrées d'images, de démonstrations et d'expériences constantes, amusantes et saisissantes pour l'esprit. La méthode objective règne partout en souveraine, captivant l'attention et plus particulièrement cette attention involontaire, à peine consciente, qu'a décrite M. Ribot (le philosophe), et qui n'exige à peu près pas d'efforts.

Tout cela, ce sont des progrès, de réels, de très grands progrès. La somme de tourments que comportait jadis le séjour au lycée en est considérablement amoindrie; on peut apprendre plus de choses, alors qu'on les apprend à peu près sans fatigue.

Si les programmes actuels étaient mis en pratique dans l'esprit même où ils ont été conçus, si les professeurs comprenaient tout ce que l'on attend d'eux et s'ils étaient capables de renouveler leur ancienne manière, si, d'autre part, les examinateurs du baccalauréat consentaient tous à se conformer aux plus récentes instructions ministérielles, l'esprit général de notre enseignement secondaire serait bien près d'être décent.

Il y resterait cependant, comme nous verrons par la suite, quelques regrettables lacunes. La science pédagogique, qui ne dépend pas d'un programme, a été trop longtemps dédaignée parmi nous.

VIII

De la surchage des programmes (SUITE).

Le rapport du Dr Albert Mathieu sur la surcharge des programmes. — Le gaspillage scolaire. — Les professeurs sont trop divers, trop savants, trop spécialisés. — Heures de classes : quelques chiffres. — La salle d'étude. — Les devoirs faits au logis paternel. — Du travail bref et intensif. — Causes réelles de la fatigue des écoliers.

Sans correctif, les deux chapitres qui précèdent paraîtraient, à bon droit, d'un optimisme immodéré. Soutenir que le surmenage, au sens véritable du mot, est exceptionnel chez les collégiens, et d'autre part se réjouir de la riche diversité de nos programmes, n'équivaut pas, on va le voir, à proclamer que notre organisation scolaire actuelle soit la merveille des merveilles et qu'il n'y faille, pour rien au monde, retoucher.

Le gros reproche qu'il faut faire à nos modes actuels d'enseignement, ce n'est pas tant de déterminer, chez nos enfants, le surmenage, que de leur infliger un fàcheux et continuel gaspillage de leur intelligence et de leur volonté.

Dans un rapport de grand mérite que vient de publier la revue *l'Hygiène scolaire*, mon éminent ami le Dr Albert Mathieu — esprit plein de scrupule dans le choix de ses documents, de méthode dans leur classement, et de modération dans l'expression de ses critiques — traite la question de la surcharge des programmes, et aboutit à des conclusions que, en dépit de ce qui précède, j'adopte volontiers, à des nuances près.

Et d'abord, lui et moi, nous sommes en accord sur ce premier point que l'esprit des programmes est bon, et que c'est surtout leur application qui apparaît défectueuse.

Les circulaires ministérielles redisent à satiété qu'il ne faut point prétendre à inculquer aux jeunes collégiens des connaissances approfondies et techniques, mais des notions générales, sommaires, tout juste suffisantes, sur l'ensemble du savoir humain. Or, dans la pratique, il arrive presque toujours que les professeurs des lycées, trop érudits pour la tàche, en somme modeste, qu'on leur confie, vont trop au fond des choses, creusent trop leur sujet, dépassent la mesure,

disent tout ce qu'ils savent, et accablent leurs
élèves de détails par trop spéciaux.

Trop nombreux, trop divers, trop spécialisés
dans l'étude du latin, de l'histoire, de la chimie
ou des sciences naturelles, ils donnent des cours
transcendants, alors qu'il ne faudrait fournir que de
suffisantes clartés. Il en résulte, pour des enfants
de qui les facultés d'attention s'épuisent vite, un
sentiment de lassitude, d'obnubilation, de confusion mentale, qui les conduit à ne plus rien
entendre, et les empêche de faire un choix dans
le monceau de connaissances qu'on leur jette à
la tête. Leur intelligence se ferme, se persuade
qu'elle est close à telle branche du savoir humain,
et les classes s'écoulent dans le plus morne ennui.
Beau résultat d'un noble excès de zèle.

Notez en outre que — précisément parce qu'ils
sont nombreux et divers, et qu'ils négligent de s'entendre — les cinq ou six professeurs d'une même
classe distribuent, chacun pour son compte et
sans s'inquiéter du voisin, leçons et devoirs copieux
pour la prochaine classe; si bien que, dès la cinquième, beaucoup d'élèves, lents et consciencieux,
passent la plus grande partie de leurs jeudis et de
leurs dimanches à travailler, non sans dommage
pour leur santé physique et leur lucidité d'esprit.

Les chiffres que voici[1] méritent d'être médités.

Nos enfants, en sixième, ont, par semaine, 23 heures de classe; 24 à 26 heures en quatrième; 26 à 27 heures en seconde; 27 à 28 heures en première et en philosophie. Ils ont, en outre, 5 heures à 5 heures et demie par jour de séjour à la salle d'étude. Cela leur fait, cinq fois par semaine, huit à neuf heures de travail intellectuel. Nos rhétoriciens ont à fournir onze heures et demie de travail chaque jour. Est-il vraisemblable que tout ce temps se passe en tension d'esprit? S'il en était ainsi, ce serait déplorable. S'il n'en est rien, pourquoi contraindre de malheureux enfants à rester immobiles, enfermés dans des salles mal aérées, mal éclairées, trop chauffées, et pourquoi ne pas leur donner un peu plus de récréations?

Oh! la salle d'étude, quel souvenir affreux j'en ai gardé! Nous étions là plus de soixante, entassés sur des bancs étroits, trop éloignés de nos pupitres, si bien qu'on n'y pouvait rester une heure sans avoir mal au dos. Sur nos têtes, des becs de gaz chauffaient nos crânes et nous

---

1. Je les emprunte au rapport du Dʳ Mathieu et à un mémoire précédent de M. Marcheix (Voir : Compte rendu du premier Congrès d'hygiène scolaire, p. 153 et suiv.).

éclairaient mal, tandis que leur sifflement mono-
tone et têtu qui bruissait sans cesse dans l'atmosphère surchauffée, invitait à la somnolence.
Quand on sortait, pour un moment, on trouvait
en rentrant la salle remplie d'une odeur fade et
forte, faite de nos haleines, de la senteur de l'encre
et des bouquins, rehaussée par l'odeur particulièrement fâcheuse que dégageait le surveillant.

Éclairé, dans sa chaire, par une lampe à huile,
il lisait, le pauvre homme, écrivait quelques
lettres, bâillait, donnant l'exemple de la mollesse
d'attitudes et du visible ennui. De temps à autre
il s'éveillait de sa torpeur pour distribuer une
réprimande à deux gamins qui bavardaient ou se
faisaient passer leurs devoirs en cachette, par-
dessous la table.

Quelques-uns d'entre nous, actifs, prompts à la
tâche, travaillaient vite et bien, et leur exemple
salutaire entraînait un peu leurs voisins. Parmi les
bons élèves, il y en avait de gentils, qui donnaient
volontiers un conseil à un camarade, au risque
d'en être punis. Mais presque tous, hargneux,
orgueilleux de leur supériorité, dédaignaient
les invites, gardaient pour eux ce qu'ils savaient,
et ne marquaient d'autre souci que celui d'obéir
servilement aux règles. Les cancres bâclaient leurs

devoirs, ouvraient à peine leurs livres de leçons, puis prenaient un roman pour le lire en cachette. Quelques-uns se perdaient en molles rêveries; d'aucuns dormaient discrètement à l'abri d'un dictionnaire. Et les myopes, le nez collé sur les lignes de leurs cahiers, semblaient peiner plus que les autres.

Combien d'heures perdues à musarder, à rêvasser, à tailler des crayons, à se morfondre, à s'ennuyer avec remords! Nos professeurs, qui connaissaient la longueur des études, multipliaient les copieux devoirs, pour nous épargner l'ennui de l'inaction et les malsaines rêveries — ce qui, véritablement, est un comble!

Et les externes ne sont pas beaucoup plus heureux que les pensionnaires. Tandis que le père et la mère lisent après dîner, causent de leurs affaires, vont au théâtre ou dînent en ville, le malheureux gamin, sitôt la nappe retirée, se met à l'œuvre, sous la lampe en suspension de la salle à manger. Souvent distrait par les allées et venues du ménage, par son père qui se complaît à raconter les incidents de la journée, par sa mère qui fait les comptes avec la cuisinière, il s'efforce de mener à bien la besogne imposée, sans personne qui puisse éclairer ses tâtonnements; et ses yeux, sablés de sommeil, voient danser les lettres du livre. Sans conseils, sans direction, malhabile à se débrouiller dans les manuels, souvent touffus, qu'on lui impose, il envie sa sœur moins astreinte, qui dévore un roman pudique, ou son plus jeune frère qui déjà dort dans un lit blanc. Et lui aussi, plus heureux cependant que les internes du lycée, parce qu'il a mieux dîné qu'eux et parce qu'il respire l'atmosphère familiale — il travaille mal, et s'ennuie, et bâcle sa besogne pour en avoir plus tôt fini.

Non! tout cela n'est pas du surmenage. C'est seulement du gaspillage, du temps perdu pour le jeu, la promenade, le sommeil, pour le travail aussi. Pour le travail trop mou, trop étalé, répandu sur un temps trop prolongé, au détriment de son intensité.

Neuf à onze heures de présence au travail, et pour les résultats si médiocres que nous voyons; pour qu'après dix années d'études, si suivies, un professeur de faculté nous demande de traduire correctement vingt lignes de latin facile, nous interroge sur la règle de trois, sur la fabrication des thermomètres, sur les phénomènes de la respiration, ou sur les causes de la guerre d'Amérique!

Écoutez un peu les réponses qui se font en

Sorbonne, au baccalauréat. Voyez combien de malheureux, tenus à la tâche pendant cinq mille heures, à l'époque de leur croissance, sont incapables de faire preuve de la plus modeste culture. N'est-il pas évident qu'on obtiendrait un résultat moins misérable en rognant sur les heures d'études, en donnant de plus longues récréations au grand air, à la seule condition d'exiger, aux moments conservés à la préparation des classes, un travail vif, intense, un effort bref et vigoureux! Nos lycées finissent par être une école de gaspillage, où l'on apprend à musarder, à rêvasser, à tuer le temps dans l'ennui. Éducation déplorable, par ce temps où il faut savoir travailler vite, juger vite, faire beaucoup et bien en peu de temps.

Sans doute, il faut que nos collégiens s'accoutument de bonne heure à faire par eux-mêmes et sans direction des exercices de gymnastique intellectuelle. Mais voyez quels excellents résultats on obtient dans ces collèges allemands où presque tout le travail se fait en classe, où les heures d'études sont réduites à presque rien, où les externes, rentrés chez eux, sont libérés de toute besogne attardante.

Nos professeurs de l'enseignement secondaire,

que je serais tenté de trouver trop savants, sont
aussi de trop grands seigneurs, qui prennent leur
classe de trop haut, qui ne voient jamais leurs
élèves aux heures où ils font leurs devoirs. Dans
la plupart des écoles libres modernes, au collège
de Normandie, à l'école des Roches, à Liancourt,
à l'institution que dirige M. Gory, ce sont les professeurs qui font l'étude, qui s'astreignent à vivre
tout le jour avec leurs élèves, et qui, tout en les
contraignant à l'effort personnel, leur donnent,
de temps à autre, un conseil, un encouragement,
un rappel opportun de la leçon du matin. Voilà
qui contribue à diminuer le surmenage.

Et puis il est un autre gaspillage, et qui pro-
vient non pas de la dose du labeur intellectuel
infligé chaque jour, mais bien plutôt des conditions hygiéniques du collège, de la nourriture mal
ordonnée, de l'aération insuffisante, de récréations trop rares. Songez que dans nos lycées de
la banlieue parisienne, dotés d'un magnifique
parc, les élèves n'en peuvent jouir que de loin,
sous prétexte qu'il est trop malaisé d'y organiser
la surveillance. Songez aussi que la plupart de
nos collèges de grande ville sont logés dans de
vieux bâtiments, au milieu de quartiers populeux
et grouillants, à l'atmosphère viciée.

Voilà qui contribue mal à former des organismes ardents à vivre, des nutritions actives, des intelligences lucides, des organes capables de résister aux invasions microbiennes.

Il s'en faut de beaucoup que la question du surmenage tienne tout entière dans la surcharge des programmes, dans l'étendue et la variété des connaissances exigées au baccalauréat. Un écolier se fatigue pour les raisons habituelles que voici :

1° Santé défectueuse; maladies de la mémoire, de l'attention, de la volonté, issues non pas de l'excès des efforts intellectuels, mais d'une hérédité fâcheuse, ou de quelque maladie antérieure;

2° Inhabileté au travail, faute d'une méthode que personne ne se donne la peine d'enseigner;

3° Devoirs trop nombreux et trop longs; leçons trop copieuses; travail de classe insuffisant, travail en étude excessivement prolongé.

4° Insuffisance de la nourriture, de l'aération, de la marche et de l'exercice au grand air.

C'est sur cet ensemble de points que me paraissent devoir porter les réformes les plus urgentes.

IX

La suppression du latin.

Treize cents heures d'études latines, pour les résultats que l'on sait. — Une page d'André Beaunier. — Arguments en faveur des études latines. — Dans la société moderne, la culture latine est inutile à la majorité des futurs citoyens. — Un solécisme de Victor Hugo.

J'ai consacré deux des chapitres qui précèdent à une sorte d'apologie des programmes et plans d'études de notre enseignement secondaire, et j'ai dit avec quel plaisir je les voyais accrus de mille notions scientifiques actuellement indispensables à la formation d'un esprit policé. On a bien compris, en haut lieu, que tant d'additions exigeaient çà et là quelques amputations dans l'antique programme. On nous a supprimé le grec, ou peu s'en faut. Le grec, langue divine qu'ont parlée les plus grands poètes, les plus merveilleux philosophes, les plus beaux orateurs, et les plus poignants dramaturges, et qui nous sert encore à fabriquer la plupart des néologismes que nous commandent les trouvailles de nos sciences.

Sous prétexte qu'il était plus proche parent de notre langue, on nous a gardé le latin. On lui consacre même beaucoup de temps. Faisons le compte, si vous le voulez bien.

En sixième : 7 heures.

En cinquième : 7 heures.

En quatrième : 6 heures.

En troisième : 6 heures.

En seconde : 4 heures.

En rhétorique : 5 heures.

C'est le tiers ou le quart de temps total consacré aux classes. L'étude d'une langue morte, dont l'utilité n'apparaît qu'indirecte, à titre de gymnastique intellectuelle et de culture générale, absorbe à elle seule près de treize cents heures, de la sixième à la rhétorique. Treize cents heures, et pour quel minime résultat! Quelques beaux vers de Virgile ou d'Horace, çà et là retenus, quelques phrases de Cicéron ou de Tacite à demi figées dans la mémoire, un certain assouplissement de l'esprit — contracté par l'usage de vaincre des difficultés, d'éviter de ces pièges comme les professeurs prennent plaisir à en tendre dans les versions qu'ils choisissent — une sorte d'orgueil de caste, un petit dédain pour les camarades qui passent par la section B et n'apprennent que le français, cela vaut-il vraiment treize cents heures d'enseignement oral, sans compter le temps consacré en étude à rédiger ses devoirs, et à apprendre des leçons de latin ?

Voilà la question que je voudrais poser sans parti pris.

Faisons d'abord large part à l'attaque ; nous envisagerons ensuite les arguments de la défense.

Dans un livre récent [1], où tout à fait s'affirme sa maîtrise, un jeune écrivain de haut style, M. André Beaunier, prend à partie l'enseignement des langues mortes, avec une éloquence dont je fais juges mes lecteurs.

Siméon, qui a passé par le lycée, harangue en ces termes son auditeur habituel, Picrate :

« ... Dis-moi, je t'en conjure, pourquoi les enfants mâles de ce pays doivent passer les plus beaux jours de leur aimable adolescence à étudier ces langues mortes ? Dis-le moi !... A étudier ces langues mortes et non, par exemple, le mède ou l'éthiopien !... Parce que la littérature latine et la grecque sont riches en souveraines beautés ? Heu !

1. *Picrate et Siméon*, E. Fasquelle, édit.

pour les cinq ou six volumes latins qui méritent d'être lus, est-ce la peine, en vérité, de languir, des années durant, sur des grammaires et des lexiques? Non!... Les Grecs sont assurément plus dignes d'un tel effort, mais quoiqu'il en soit, un fait domine cette discussion : sur vingt bacheliers, frais émoulus de nos lycées, il n'y en a pas deux qui puissent lire une églogue virgilienne, pas un qui puisse lire une tragédie de Sophocle!... Tel est le résultat final des études classiques : le néant. Cette seule constatation devrait suffire à éclairer les pédagogues. Pas du tout! Ils s'acharnent.

« On affirme que jadis les jeunes Français étudiaient volontiers ces idiomes désuets et parvenaient à les bien entendre. Jadis, peut-être; aujourd'hui, non. Et l'on continue néanmoins à prendre le grec et le latin comme base de l'enseignement national.

« Il faut un prétexte. Alors on dit que notre langue vient directement du latin — ce qui n'est pas vrai; — et que notre vocabulaire doit beaucoup aux racines grecques, — mais je te demande à quoi peuvent servir ces étymologies : « voix au loin », « écriture au loin », pour l'intelligence des mots *téléphone* ou *télégramme*?

« Ces pitoyables arguments prêtant à rire, on

inventa le cliché de ces vertus éducatives, que possèdent exclusivement, dit-on, le grec et le latin, — l'une des plus comiques fariboles que l'on ait imaginées pour légitimer un état de choses grotesque, mais auquel on tient fort. — Selon ces messieurs, le grec et le latin jouiraient d'une efficacité si merveilleuse qu'il serait inutile de les savoir jamais pour profiter de les avoir appris, etc.

« La vérité, c'est que l'on veut, coûte que coûte, épargner un désastre à des spécialistes trop âgés pour recommencer leur carrière. Il y a des marchands de grec et de latin qui, la clientèle abolie, seraient dans la misère... On sacrifie ainsi des milliers et des milliers d'adolescents au corps extensible, mais restreint, des professeurs. »

Et plus loin :

« Le goût excessif des littératures anciennes est un héritage de la Renaissance. L'antiquité, que l'on retrouvait, séduisit alors les délicats par sa récente nouveauté. Elle a perdu cet agrément. Au sortir du moyen âge et de la discipline chrétienne, elle apparut comme libératrice de la pensée, qui était lasse de sa longue soumission. Elle a perdu cette raison d'être. Mal connue, elle semblait réaliser la perfection de l'esprit humain. La méthode historique l'a remise à sa place, elle n'est plus, pour nous, qu'une époque entre bien d'autres, qui eut ses qualités et ses tares. Elle a perdu, à n'être plus seule, le meilleur de son prestige.

« Les jésuites du grand siècle l'ont su transformer en copieuse matière pédagogique. Ils ont fait de Virgile et d'Homère des auteurs classiques. Et nous vivons encore sous le régime d'enseignement que les jésuites constituèrent selon les besoins des petits grands seigneurs du grand siècle. Oui, c'est cela que notre démocratie contemporaine offre à ses rejetons. »

Et encore :

« Si jamais enseignement fut mal adapté à son sujet, c'est bien celui-là. Réfléchis. Tâche de te faire une idée nette des « vertus éducatives » que peut avoir, pour la jeunesse d'aujourd'hui, une littérature antérieure au christianisme, et qui, au point de vue social, admet l'esclavage ; au point de vue moral, admet, vante des pratiques qui de nos jours relèvent de la correctionnelle ou des assises ; au point de vue scientifique, admet que la terre est le centre du monde et l'homme la fin suprême de la terre — une littérature qui contredit tous les principes fondamentaux de la pensée moderne.

« Elle reste, je le sais bien, une assez belle littérature. Mais il est bien curieux de voir notre démocratie occuper ses adolescents à de pareilles vanités. La population de nos lycées n'est point aristocratique comme la clientèle des jésuites d'autrefois. Elle se compose de candidats à la lutte pour la vie, qui devront gagner leur pain quotidien, faire leur trou, agir. Les doux enfants comprennent à merveille que tout ce grec et ce latin ne leur seront de nul usage : en conséquence ils ne font rien, mais rien du tout. La proportion des cancres au regard des bons élèves est énorme, et devrait suffire à décourager le professeur, si le professeur avait souci d'autre chose que de faire sa classe et de toucher, le mois fini, les appointements nécessaires à l'entretien de sa famille et de lui.

« Parmi les « bons élèves », il y a pas mal de benêts dont la docilité stupide s'accommode de « *rosa*, la rose », comme de la liste des sous-préfectures. Ils apprennent ce qu'on veut, ainsi que les canards mangent n'importe quoi. Il y a aussi des esprits délicats, des rêveurs, qui se plaisent à de jolies combinaisons verbales, que ravit l'étude des civilisations diverses et qui s'amusent à la discordance des successives opinions humaines. Oh! les fins dilettantes que l'on fait de ces jeunes hommes! Ils sont les seuls sur qui soit efficace l'enseignement public, — et comme on les éloigne gentiment de toute activité féconde!... Connais-tu le mot si profond et si inquiétant de Sénèque : « Nous mourons d'un excès de littérature »?... Ce fut le prélude de la décadence romaine... Est-ce que nous ne sommes pas un peu malades, d'avoir un enseignement public qui n'est bon qu'à former des littérateurs? »

J'ai tenu à citer dans toute son ampleur cette saisissante tirade, parce qu'elle ramasse en un faisceau serré tous les arguments importants qui peuvent venir à l'esprit de quiconque voudrait alléger quelque peu le lourd fardeau des études classiques.

Il y a du vrai, et beaucoup, dans le réquisitoire ardent que M. André Beaunier prête à son Siméon. Mais il n'est pas tout à fait sans réplique.

Et d'abord, l'Université est en droit de répondre : « A côté de l'enseignement classique comprenant les subdivisions latin-grec, latin-sciences, latin-langues vivantes, nous avons institué un enseignement parallèle, que l'on nomme moderne, et qui, ne comprenant en aucune façon l'étude des langues mortes, aboutit à un baccalauréat qui vaut l'autre et conduit aux mêmes carrières.

Aux parents de choisir l'embranchement qui leur paraît le plus conforme aux besoins de ce temps. Plus tard, lorsque l'expérience sera suffisamment longue pour être concluante, nous verrons bien lequel des deux enseignements, du classique ou du moderne, aura formé les hommes les plus accomplis. »

C'est une fort sage réponse, et je n'y vois rien à redire. Et, puisque je me mêle ici de convier les pères de famille qui veulent bien me suivre à étudier avec moi les questions les plus pressantes touchant l'éducation de nos fils, voici ce qui me paraît être rationnel et légitime.

Tel enfant, né de parents aristocrates, bourgeois ou commerçants, et qui ne manifeste point d'ardeur particulière pour les études littéraires, gagnera tout à suivre les cours de l'enseignement moderne. Il y trouvera en pâture tout ce que doit savoir un homme de bonne compagnie qui entend faire des affaires, cultiver ses terres, mener à bien une étude de notaire ou d'avoué, conduire à la prospérité la maison de commerce de ses pères. Et ceux-là doivent être de beaucoup les plus nombreux dans une société active, qui ne vit pas uniquement de beaux arts et de bonnes lettres, ce qui la conduirait à une prompte mort.

Notez que, très sagement, ces programmes de l'enseignement secondaire moderne, sont riches en culture littéraire française, langues vivantes, histoire, sciences mathématiques et physiques. On y fait, je crois bien, un peu trop de mathématiques, pas assez de sciences naturelles, de droit usuel, d'économie politique, de philosophie, et d'histoire de l'art : tout cet enseignement demeure encore empreint du vieil esprit, trop théorique, trop transcendant, trop hors la vie. Mais on y viendra peu à peu, et, à ces quelques défauts près, tout cela me paraît conçu d'une manière assez heureuse. Les jeunes Français sortis de « moderne » ne seront certes pas des ignorants, des illettrés, des « philistins » comme on disait jadis. Le temps qu'ils ne consacreront pas à faire semblant d'apprendre le latin ne sera pas perdu pour eux. Ces agriculteurs, ces ingénieurs, ces commerçants, ces industriels pourront demeurer des Français cultivés, armés d'un bon esprit critique, dotés du savoir nécessaire et de ce bon goût qui doit demeurer comme la tradition même de notre race.

Que si votre enfant manifeste, dès son jeune âge, une intelligence fortement attirée vers la littérature, les beaux arts et la spéculation philosophique ; si son hérédité le prédispose manifestement aux vocations appelées libérales — j'estime que ce n'est là qu'une minorité — faites-lui donner l'enseignement classique ; qu'il apprenne le grec et le latin, mais, Seigneur ! qu'on trouve le moyen de lui éviter treize cents heures d'ânonnements misérables pour le conduire à ne pas lire couramment vingt lignes de Tacite ou trente vers du doux Virgile. Il doit y avoir un moyen d'aller plus vite, de moins s'attarder au rudiment. Les langues mortes doivent pouvoir s'apprendre un peu comme les langues vivantes, les règles étant expliquées et mises en valeur à propos d'un exemple. Cinq cents heures de latin doivent pouvoir suffire, si elles sont intelligemment et activement employées. Et voilà huit cents heures qui se pourraient plus utilement consacrer à mieux étudier les sciences modernes et la philosophie qui en découle ; leur « vertu éducative » vaut bien assurément celle des langues mortes.

Au fond de moi, si je fais mon examen de conscience, je retrouve, il faut bien le dire, ce sentiment, mal défini, de fierté spéciale, ce vague orgueil de caste que communique encore à ceux qui sont passés par là la conscience d'avoir un moment communié avec les littératures anciennes.

Je serais incapable, certes, de relire sans dictionnaire, ce second livre de l'Énéide que j'ai su tout entier par cœur en quatrième; et l'idée ne me viendrait pas d'y consacrer quelques loisirs. Pour comprendre, par ses racines, quelque mot technique nouveau, j'ai recours au dictionnaire. Ai-je vraiment gagné quelque avantage durable à ces exercices dont il semble que rien ne me reste aujourd'hui? Est-ce cela qui a formé mon goût pour la netteté des idées, pour la méthode, pour la logique, et pour le noble style? En vérité, je suis en peine de le dire. La lecture passionnée, volontaire, non imposée des maîtres de ma langue doit avoir beaucoup plus contribué à ma modeste formation mentale que ne l'ont fait Sophocle, Euripide, Eschyle, que j'ai surtout compris dans des traductions, et les Romains, que je ne sais plus lire.

Qu'un bon écrivain français ne se puisse former sans l'étude des langues mortes, je ne saurais l'admettre, la plupart des écrivains illustres de ce temps n'ayant été que de bien médiocres latinistes. L'un d'eux, notamment, qui a donné de nombreuses et fort belles pages de critique, et qui, l'année dernière, a publié un roman profond et bien écrit, n'a jamais poursuivi ses études classiques.

Victor Hugo lui-même, qui fit ses classes en un temps où les études grecques et latines avaient une solidité qu'on ne connaît plus aujourd'hui, et qui aimait à donner à ses poèmes les plus chers de beaux titres latins, commettait, lui aussi, d'invraisemblables solécismes, de lourdes fautes, à le faire refuser sans merci au « bachot ».

Un jour, dans le grenier de M. de Goncourt, l'auteur de *la Faustin* montrait à ses amis un exemplaire des *Travailleurs de la Mer* dédicacé par le poète. La dédicace était ainsi conçue :

Permultis pro gemmis, istum do saxum.

V. H.

« Pour des tas de petites pierres précieuses, moi je vous donne ce rocher ! »

Et chacun de s'extasier sur la courtoise malice et l'orgueil mal celé de cette phrase « bien de Lui ».

Nous étions là une quinzaine, hommes de lettres ou artistes. Un seul d'entre nous s'avisa de faire remarquer la grosse faute de latin. Il faut *istud* et non *istum*, puisque le mot *saxum* est neutre. Mais *istum*, par sa lourdeur même et son harmonie imitative nous ravissait au point de nous fermer les yeux au solécisme.

Or, nous avions tous fait nos études latines.

Victor Hugo avait la coquetterie du latin. Il commet cette faute lourde, presque personne ne s'en aperçoit, alors qu'il ne s'agit que de la règle de grammaire la plus simple du monde. Chacun de nous avait bien certainement consacré deux ou trois mille heures de sa jeunesse pour ce résultat misérable.

Et maintenant, tirez de l'anecdote la conclusion qu'il vous plaira.

X

L'Esprit scientifique.

Conversation avec un religieux sur les vertus éducatives des sciences naturelles. — L'esprit scientifique et l'esprit de tradition. Il est indispensable, au cours des études scolaires, de faire le départ entre le domaine des croyances religieuses et le domaine des connaissances purement humaines. — L'argument d'autorité doit être, en principe, banni des méthodes d'enseignement. — Vertus éducatives de l'étude des sciences physiques et naturelles.

Je conserve un vif souvenir du jour de mon enfance où j'ai, pour la première fois, causé avec un père de la Compagnie de Jésus. J'avais quinze ans. Mécontent, à bon droit, de mon professeur de troisième au lycée, et sollicité, d'autre part, par quelques-uns de nos parents, mon père, professeur à la faculté de médecine de Bordeaux, avait pris la décision de faire essai d'une maison religieuse. Et je visitais, avec lui, sous la conduite du R. P. préfet, le parc ombreux, les vastes cours et les bâtiments magnifiques du collège de Tivoli.

Très grand, plein de dignité dans l'allure et de bonhomie dans la voix, superbe, avec sa forte tête rouge et ses longs cheveux blancs, tout rond, tout franc, se targuant volontiers d'avoir été commandant de dragons, le jésuite vantait en termes mesurés, sans violence pour l'adversaire, la supériorité de l'éducation de « nos maisons », sur le déplorable encasernement dans les lycées.

« Vous verrez », disait-il en se tournant vers moi, « vous verrez, mon enfant, que vous aimerez ce collège; il deviendra pour vous comme une autre famille; et plus tard, quand vous serez entré dans la bataille de la vie, vous reviendrez souvent ici, vous retremper, reprendre du courage, et bavarder un peu avec vos maîtres qui seront restés vos amis... Qui sait, peut-être aurez-vous quelque jour à les défendre! Par le temps qui court, il faut toujours songer à la persécution... »

Et me passant autour du cou son bras qui m'attirait sur sa large poitrine :

« Ce jeune homme paraît avoir une âme généreuse et le cœur bien placé : *Sursum Corda!* » ajouta-t-il.

Cet accueil, qui différait fort des manières plus sèches que l'on affectait au lycée, me procura tout le trouble délicieux d'une séduction.

Et cependant, mon père posait des questions discrètes sur les méthodes d'enseignement. Comme il préconisait l'étude des sciences naturelles, le jésuite l'interrompit, et d'un ton plein d'autorité :

« Mon cher monsieur, s'écria-t-il, ce sont les belles lettres, elles seules, qui font les gens civilisés. Vos sciences, si j'en excepte la mathématique qui, par son incomparable solidité, semble un don de Dieu même — vos sciences physiques et naturelles, pleines d'imprécision et d'insécurité, incapables de dégager une loi sans exceptions, ne sont bonnes qu'à former des esprits révoltés, et souffler le plus mauvais orgueil. L'amour des belles lettres, l'enthousiasme pour les œuvres uniques qu'engendra le génie du christianisme, voilà ce qui forme des âmes hautes et des esprits armés. L'arbre de la science donne des fruits empoisonnés. »

Ces paroles, qu'après vingt-huit ans je reproduis à peu près textuelles, eurent le singulier effet de me donner à envisager les sciences physiques et naturelles comme un fruit défendu, attirant entre tous.

Du point de vue où il se tenait, et qui était celui de la conservation de la foi intégrale, comme il avait raison, ce bon père préfet, et comme il savait bien marquer la différence entre l'esprit de tradition et l'esprit d'évolution.

Cependant on pouvait répondre à son argumentation. Mon père ne s'en fit faute. Il cita les conventionnels qui, tout nourris de littérature classique, affublés de prénoms empruntés aux héros de la Grèce antique et de Rome, apportèrent pourtant quelque sauvagerie dans leurs façons d'édifier la société de leurs rêves. Il énuméra, d'autre part, les noms des savants illustres qui surent conserver la foi de leur enfance en dépit de leurs investigations téméraires, et qui chantèrent, scalpel en main, un hymne au Créateur.

L'autre n'en voulut pas démordre, et l'on se sépara sans s'être accordé sur ce grand point.

C'est que, vraiment, il en faut convenir, l'esprit de recherche scientifique est proprement à l'opposé de l'esprit de soumission et de l'esprit de foi.

L'Église nous enseigne qu'il n'y a qu'une Vérité, souveraine, intangible, venue de Dieu et révélée aux hommes, qu'il y faut croire sans restriction, aveuglément, absolument. Pour le chrétien, la vérité est préadmise, antérieure et supérieure à toute observation, à toute expérience, à toute pauvre discussion humaine. Comme l'impiété donne l'assaut à la religion, et multiplie les

arguments pour la combattre, il faut bien quelquefois descendre dans l'arène, trouver aussi des arguments pour la défendre et en écraser l'adversaire.
Mais si l'on autorise quelques esprits, solidement
trempés, à se mêler à la bataille, c'est à la condition expresse de leur fidélité quand même.
Quant à la foule des fidèles, on lui interdit, au
moyen de la mise à l'*Index* des livres dangereux,
tout contact avec l'ennemi. Ceux-là même que
l'on autorise à prendre part à la grande querelle,
les polémistes et les prédicateurs, vont au combat
revêtus d'une armure, coiffés d'un casque qui
bouche leurs oreilles et leur fait comme des œil-
lères. Ils ne peuvent, en effet, prendre connaissance des arguments de la partie adverse, qu'à
la condition de ne jamais s'y laisser prendre, et
de ne pas abandonner une parcelle du territoire
sacré qu'ils ont mission de défendre.

Ainsi qu'un avocat doit toujours plaider l'inno-
cence, alors même qu'il concevrait, à part lui,
quelques doutes sur la parfaite honorabilité de
son client, de même le chrétien, fût-il tenté de
trouver acceptables les raisons de la voix du
« siècle », doit les tenir pour mensongères et les
combattre avec acharnement. Le libre examen,
c'est le schisme, et la parole du Malin est habile

à revêtir les fausses apparences de la logique et du bon sens. Descartes, qui osa faire table rase — encore qu'il ait eu la prudence de reconstruire un édifice d'opinions à peu près orthodoxes — est du plus dangereux exemple. Par définition, la parole venue d'en haut ne doit-elle pas prévaloir contre les arguties de la pauvre raison humaine?

L'esprit scientifique ou, pour parler plus simplement, la méthode qui nous permet de donner un solide appui à nos recherches en fait de vérités humaines, procède de façon tout à fait différente. Elle a pour catéchisme cette admirable *Introduction à la médecine expérimentale* que Claude Bernard écrivit pour servir de guide à tous ceux qui s'efforcent de travailler à la connaissance du monde sensible et des lois de la vie.

Il y enseigne que nos sens, pour faillibles qu'on les puisse tenir, sont les miroirs des phénomènes qui se passent autour de nous, qu'ils constituent pour nous la seule source de connaissance, que rien ne pénètre en l'esprit qui n'y soit amené par eux, et que, par crainte d'une erreur, il les faut contrôler les uns par les autres et par les sens de nos semblables. Une idée préconçue, une explication préalable, une vue de l'esprit nous invitent à chercher, à observer pour mieux comprendre, à susciter des expériences nous permettant de voir un phénomène sous ses diverses faces, de discerner les lois qui le régissent. Mais cette idée préconçue, *primum movens* de nos investigations, nous devons la délaisser aussitôt que le moindre fait bien constaté vient à l'encontre. Il faut redouter par-dessus tout de chérir son hypothèse au point de vouloir lui soumettre la réalité objective, laquelle doit toujours et partout prévaloir. Et Claude Bernard nous raconte comment, parti d'une idée préconçue qui lui semblait ingénieuse et juste *a priori*, il fut conduit par l'expérimentation rigoureuse à une conception toute différente de la première, et combien plus belle!

Quels termes excellents n'a-t-il pas su trouver pour préciser les règles auxquelles devra se soumettre tout esprit probe qui voudra observer sainement, expérimenter correctement et ne tirer de ses recherches que des conclusions strictement légitimes. Quelle leçon d'honnêteté, quelle profonde modestie, quelle noble défiance de soi et quel immense amour de la vérité accessible dans ce livre si simple et si définitif!

Laquelle de ces deux méthodes allons-nous

inculquer à nos enfants dans nos lycées? En ferons-nous des traditionnalistes, leur apprendrons-nous qu'il faut croire aveuglément ce que l'autorité enseigne, ou bien leur dirons-nous de n'ajouter foi qu'aux conceptions établies sur l'observation attentive, sur l'expérimentation conduite avec rigueur?

La réponse n'est pas douteuse.

Nous leur dirons qu'il y a, pour l'esprit de l'homme, deux ordres de connaissances, que l'on doit tenir pour distincts : l'ordre religieux, fondé sur la révélation, sur la croyance indiscutée, et l'ordre humain, basé sur les méthodes d'observation, d'expérimentation, de libre critique. Les parents et les éducateurs spéciaux se chargent de faire la part du spirituel. Les professeurs ont pour mission évidente de circonscrire à la connaissance des phénomènes de la vie ambiante et de notre propre existence leur enseignement de chaque jour. Leur devoir ainsi limité — et le domaine de la croyance religieuse une fois pour toutes mis à part — il leur appartiendra indiscutablement de développer au plus haut point, dans l'esprit des jeunes gens confiés à leurs soins, le goût de cette vérité qu'on appelle scientifique, ce qui veut dire simplement qu'on l'a mise à

l'abri de toutes les causes d'erreurs appréciables.
Ils leur diront de ne rien croire de ce qui ne leur
sera pas pleinement démontré, de préférer à l'attrait du mystère le mâle amour de la réalité; ils
leur apprendront à observer la vie, à juger par
eux-mêmes, à ne pas se soumettre à l'argument
d'autorité, valable seulement en matière religieuse, et à ne donner créance, pour l'ordinaire,
que sur preuves satisfaisantes. Ainsi leur com-
muniqueront-ils cette probité d'âme et cette
liberté d'esprit qui sont les marques de l'état de
civilisation.

Dans nos lycées de France, on ne pousse pas
assez loin cette noble éducation du jugement et,
si l'on peut dire, de l'auto-discernement.

Hier encore, tout s'apprenait par l'argument
d'autorité. On commençait par enseigner la règle,
puis l'exemple venait après. On racontait les
preuves plus qu'on ne les montrait. Il y fallait
croire par ouï-dire. La dogmatique régnait partout. La méthode religieuse avait fortement
imprégné l'esprit des universitaires héritiers des
jésuites. Alors que l'on prônait comme seules
souveraines les vertus éducatives des langues
mortes et des mathématiques, cela pouvait passer
encore. Les langues mortes prolongeaient l'esprit

de tradition, la mathématique opérait dans l'absolu; ainsi le contact des jeunes âmes avec la connaissance de la vie était-il réduit au minimum.

C'est exactement le contraire que nous demandons aujourd'hui. Les sciences physiques et naturelles, précisément parce qu'elles contraignent l'esprit à l'observation et à l'expérience, parce qu'elles suppriment l'argument d'autorité, parce qu'elles démontrent ce qu'elles affirment, parce qu'elles ne sont rien d'autre que la connaissance et la classification des phénomènes de la vie, sont les seules qui exercent le jugement personnel, et contraignent l'intelligence à prendre le contact de la réalité.

Une version latine difficile, un problème de mathématiques — travaux de même sorte, au fond — sont, à coup sûr, d'excellents exercices de gymnastique cérébrale; mais on ne peut s'empêcher de penser que la place accordée à ces travaux d'assouplissement n'est pas exactement proportionnée à leur importance réelle au point de vue de la formation de l'esprit.

Et tenez! Dans les programmes les plus récents, on a voulu, dans l'intention évidente de développer l'esprit scientifique des futures générations, instituer l'embranchement qu'on appelle

« latin-sciences ». Or, on confond, sous cette dénomination, deux choses tout à fait disemblables, deux tournures d'esprit presque opposées, celle des mathématiciens et celle des naturalistes. En fait la plupart des jeunes esprits qui montrent, comme on dit, des dispositions pour le calcul — arithmétique, algèbre, etc. — ne témoignent d'aucun attrait pour les sciences naturelles; accoutumés à travailler dans le conventionnel, dans l'absolu, ils n'entendent rien à l'observation, à l'analyse des phénomènes de la vie. De même les jeunes gens que séduisent les sciences physiques et naturelles répugnent presque tous à la mathématique.

Sans doute, les mathématiques deviennent indispensables à quiconque veut faire de la mécanique, de la cosmographie, de la physique transcendante, ou de la stéréo-chimie; mais elles ne sont, au total, qu'un moyen de compter plus rapidement qu'on ne peut faire sur ses doigts. Elles constituent un moyen, mais nullement un but. Elles ne contribuent pas à former le jugement, le caractère; elles sont trop loin du réel.

Et quelle confusion, dans cette classification des sciences. La géométrie, qui n'est assurément qu'une science expérimentale, est enseignée du point de vue mathématique, théorique; on nous l'inculque abstraite, ennuyeuse, par conséquent, alors qu'elle serait vivifiée et deviendrait tout attrayante, si l'on voulait bien consentir à faire voir à nos enfants pour quels besoins pratiques, par quels tâtonnements successifs l'homme a été conduit à travers les âges à mesurer les angles d'un triangle.

On dit communément que la mathématique est aride; elle est pis que cela, car elle est inféconde. Elle ne laisse rien après elle dans les esprits : elle ne conduit pas à une conception générale du monde, à une philosophie. Elle fausserait plutôt les intelligences qui s'y enferment, en leur enseignant une formation mentale rigide, et en ne leur communiquant aucune idée de la relativité des choses humaines.

Il faut que nos enfants ne soient pas ignorants de la science du calcul. Mais il est inintelligent de donner à cette branche du savoir humain l'importance prépondérante qu'elle occupe dans nos programmes. Elle est indispensable, mais doit rester au second plan, car ses vertus éducatives sont, comme celles du latin, médiocres et fort restreintes.

Et voyez d'autre part ce que nous mettent dans

l'esprit les sciences d'expérience et d'observation. Considérez avec moi ce que vaut — pour cette culture générale, pour cette formation de l'esprit qui est le seul but de l'enseignement secondaire — l'ensemble de nos connaissances sur la nature et sur la vie. Pour être un homme civilisé, qu'importe-t-il donc de savoir sinon par quelles étapes nos pères ont passé pour en venir à la notion actuelle du monde?

La géologie nous apprend l'histoire de ce globe et de ses transformations formidables pour aboutir à ce que nous le voyons; l'astronomie met à sa place notre pauvre goutte de boue parmi l'immensité des mondes; la physique et la mécanique nous font toucher du doigt la réconfortante ingéniosité de l'animal humain disciplinant les forces de la nature, de la marâtre nature, qu'elle asservit, qu'elle adoucit, qu'elle contraint à nous fournir tout le bien-être qu'elle cachait jalousement aux premiers venus sur la terre; la chimie nous fait pénétrer jusqu'en l'intimité des êtres, les décompose en leurs éléments primitifs, les reconstitue à loisir, combine des produits nouveaux et nous montre l'identité foncière de tous les êtres vivants ou inanimés; elle nous révèle la magnifique unité de la nature, et tient sous son empire la constitution des étoiles, comme les éléments premiers de nos tissus, et nos échanges organiques; la botanique et la zoologie promènent sous nos yeux la horde innumérable des races et des espèces, depuis les microbes végétaux et les animaux constitués d'une seule cellule jusqu'à la machine formidablement compliquée du singe anthropoïde.

Et vient enfin la science de l'homme, anatomie, physiologie, médecine, psychologie, la connaissance du fonctionnement délicat et fragile de la merveille des merveilles, misérable pourtant, mais sublime à coup sûr, mue tout entière par les centres nerveux, et dirigée par le Cerveau, point culminant des trois règnes de la nature, où s'enregistrent et demeurent, gardés par la Mémoire, toutes nos connaissances, le sentiment de notre vie interne, avec la vision de l'immense Univers.

Elle comprend encore, cette science de l'homme, l'histoire et sa critique, les lettres et les arts qui nous consolent de la vie, et toute cette évolution superbe, qui de l'état de sauvagerie primitive, de misère profonde, de férocité sans merci, nous a conduits par étapes trop lentes à l'état d'un peu moindre laideur, d'aisance relative, et de douceur bien imparfaite encore où nous vivons présentement. Elle nous fait toucher du doigt tout ce qu'il reste encore à faire avant que nous puissions nous dire vraiment sages, vraiment humains.

Voilà ce qu'un jeune homme de dix-sept ans devrait savoir alors qu'il se présente au baccalauréat. Une teinture suffisante, pas très précise évidemment, ni très approfondie de l'état actuel des conquêtes humaines, c'est là ce qu'on serait en droit d'exiger de lui.

Dans cet ensemble de connaissances, voyez un peu la place qu'occuperaient justement les lettres grecques et latines. Elle ne sont qu'un tout petit moment — magnifique je le veux bien, — de l'esprit humain. Le moment grec, plus admirable assurément, est supprimé de nos programmes. Et l'époque latine y tient toute la place, absorbe à elle seule le tiers des efforts de nos fils, alors que le temps réservé à la science naturelle est dérisoirement restreint.

Cela ne pourra pas durer. L'état actuel des études est un état de transition. Déjà certaines écoles libres, le collège de Normandie, par exemple, ont pris le parti de ne faire commencer les études latines que vers la quinzième année. Plus mûrs, plus attentifs, les jeunes cerveaux les assimilent plus aisément que dans leur plus tendre jeunesse, et le baccalauréat n'y perd rien, tandis que la culture scientifique, développée dès le jeûne âge, mûrit les âmes et forme les esprits.

Je sais bien les objections que l'on ne manquera pas de me faire. Vous allez nous donner des générations entières de positivistes et de libres penseurs. Vous tuerez l'esprit de tradition, si nécessaire, alors que la science se montre impuissante à donner le bonheur. Nous ne tuerons rien qui ne soit déjà mort. L'esprit de tradition, que je tiens pour indispensable, l'histoire nous l'enseignera en faisant revivre à nos yeux les vertus de nos pères et les grandeurs de notre passé.

Quant à la foi religieuse, qui peut dire qu'elle y perdra? Vous tous qui prétendez qu'elle subsiste dans l'âme de vos fils, souvenez-vous du grand Pasteur, qui fut dans le domaine du savoir humain le plus grand des révolutionnaires, le plus formidable des rénovateurs, et qui refusa toute sa vie d'appliquer aux vérités de sa croyance chrétienne la méthode de la critique et du libre examen.

XI

De la nécessité d'enseigner l'Hygiène.

L'hygiène publique et privée sont connaissances indispensables à l'état de civilisation. — Le mépris de la guenille humaine et les programmes d'enseignement. — L'enseignement de l'hygiène intéresse les collégiens. — L'idée de solidarité devant la maladie. — L'histoire de Pasteur et de ses découvertes devrait être connue de tous les citoyens français. — L'hygiène préservatrice de l'alcoolisme, de la tuberculose et autres contaminations.

Parmi les notions qu'il importe de rendre familières à nos fils, je voudrais que fussent comprises celles qui ont trait à la façon de vivre sainement. Savoir se préserver — j'entends soi et les siens — de la vieillesse prématurée, de l'usure précoce, et de ces maladies qu'à bon droit on nomme évitables, voilà qui fait indiscutablement partie de l'état de civilisation.

Nous assistons en ce moment, en France, à un grand mouvement pour la raréfaction des maladies contagieuses. Sachons y prendre part, nous tous qui voulons nos enfants armés comme il convient contre la misère, l'ignorance, le mal physique et le mal moral.

Quelques pas importants sont déjà faits dans cette voie.

La science rudimentaire de l'homme, de sa constitution anatomique, du fonctionnement de ses organes, des dangers que lui fait courir la maladie, des moyens dont nous disposons pour nous épargner quelques-unes de nos plus cruelles misères, fait désormais partie de l'enseignement à tous ses degrés. Et cependant elle n'occupe, dans les programmes et dans les préoccupations de bien des maîtres, qu'une toute modeste place. Elle est entrée par la petite porte, et c'est encore, à l'heure actuelle, la plus accessoire de toutes les sciences que l'on dit accessoires.

Il serait absurde de souhaiter qu'elle tînt une place énorme. Nous trouvons les programmes assez chargés comme cela, et nous n'avons pas le projet de les encombrer un peu plus. Mais, sans qu'il soit utile d'en venir là, nous pensons qu'il serait possible de donner à cet enseignement, d'une si évidente utilité pratique, une importance, une vie, une réalité qu'il devrait avoir, et qu'il n'a pas.

Il y a peu de temps encore, la culture désinté-

ressée, le savoir pour lui-même, noblement
affranchi de toute préoccupation pratique, étaient
partout considérés comme le but à peu près unique
de l'éducation scolaire. On voulait faire uniquement de la gymnastique intellectuelle; on entendait former des intelligences ouvertes et cultivées,
mais on aurait rougi de faire, de l'école, l'appren-
tissage d'une existence d'homme, l'introduction
à la vie sociale.

Or, nos physiologistes et nos psychologues
nous ont depuis longtemps montré que le physique
et le moral ne sont pas séparés par un infranchis-
sable abîme, mais qu'on les voit partout étroitement liés et retentissant l'un sur l'autre. Nos
critiques et nos historiens nous ont appris que, dès
l'antiquité, les premières religions — aux mains
des prêtres qui étaient aussi les seuls savants —
n'ont acquis leur autorité qu'en codifiant en préceptes formels des notions rudimentaires de
morale, qui ne furent d'abord que des notions
d'hygiène usuelle. Historiquement, l'hygiène est
au début de toutes les morales. Pour peu que l'on
y songe, il n'en saurait être autrement; et même
les doctrines qui ont le plus prêché le mépris de
la guenille corporelle ont formulé de sages pres-
criptions diététiques. Alors que M. Henri Monod

demande que l'hygiène soit enseignée comme une partie de la morale, il ne fait que se conformer aux plus vieilles traditions.

Cependant, l'Université continua, jusqu'à une époque toute proche de la nôtre, à dédaigner les préoccupations « d'ordre matériel », comme on disait autrefois ; et aujourd'hui encore, en dépit de l'orientation actuelle des esprits, malgré les modifications considérables apportées aux nouveaux plans d'études, il reste encore quelque chose de ce vieux sentiment de renoncement à la vie, de dédain des choses du corps.

Sans doute, depuis bien des années, l'enseignement, dans nos écoles primaires surtout, a pris une tournure beaucoup moins désintéressée. On y enseigne mille choses directement utilisables dans l'existence au jour le jour. L'enseignement secondaire lui-même, encore un peu trop détaché des biens de ce monde, a fait quelques réels progrès dans cette voie. Certaines connaissances, pourtant, y demeurent encore un peu trop reléguées, et l'on voit des gens qui s'étonnent qu'on les ait laissées pénétrer dans le sanctuaire, comme si elles ne devaient point faire partie essentielle du savoir, si modeste soit-il, de tout honnête homme, comme on disait jadis.

On trouve dans un petit livre consacré à Pasteur, cette phrase qui paraît juste : « Quand l'homme apprit à se garer des bêtes fauves, il fit le premier pas vers la civilisation. Aujourd'hui, l'homme apprend à se préserver des microbes. C'est un pas d'égale importance. Un jour viendra où dans Berlin, dans Londres, dans Paris, on ne mourra pas plus de diphtérie, de typhoïde ou de tuberculose, qu'on n'y meurt à présent du venin des serpents ou de la dent des fauves. Ce sera la plus radicale des révolutions accomplies depuis le temps où l'humanité s'initia à bâtir des maisons et à se soumettre à des lois. »

La voilà l'importance de l'hygiène scientifique, telle que l'ont constituée les découvertes pastoriennes. N'est-il pas évident qu'aucun citoyen d'un pays comme le nôtre n'en devrait ignorer ce qui en fait l'essentiel?

Or, nos connaissances actuelles sur la nature du mal tuberculeux, par exemple, sur la façon dont il se propage et dont il est possible de s'en préserver, encore que toutes récentes, sont aussi fermement acquises que peuvent l'être la plupart des vérités couramment enseignées. Elles ont, à coup sûr, un caractère de rigueur scientifique, de sécurité pour l'esprit, que n'ont pas, par exemple, certaines notions, toujours discutables, d'histoire.

Elles sont, en outre, directement, immédiatement utiles. La tâche que nous poursuivons ici ne sera près de son accomplissement que le jour où tous les hommes, toutes les mères, tous les enfants de France seront intimement convaincus de l'existence du péril et connaîtront, comme on savait naguère son « Pater », ce qu'il faut faire pour se préserver et préserver autrui.

Comme l'a si justement dit M. Léon Bourgeois, en inaugurant les travaux de la *Commission permanente de Préservation contre la Tuberculose*, « le problème de l'éducation des enfants et des adultes est donc le premier qui se pose. Tout sera inutile, si l'individu reste dans l'ignorance du danger et des règles d'hygiène par lesquelles il peut se préserver lui-même, et préserver la collectivité. »

Ces considérations générales nous ont paru nécessaires pour répondre à l'accusation de vouloir nous faire, dans les programmes et les plans d'études, une place hors de proportion avec l'intérêt scientifique, le degré de maturité, l'importance pratique et les vertus éducatrices des notions que nous voulons voir partout enseigner, depuis l'école primaire élémentaire jusqu'au lycée, en passant par l'école primaire supérieure et les diverses institutions post-scolaires. Nous avons tenu à énumérer quelques-unes des raisons qui nous poussent à demander des additions nouvelles à des programmes récemment remaniés, et déjà très fournis. Ce que nous réclamons, ce n'est pas d'occuper une place très vaste, ni de prendre beaucoup de temps, mais seulement de voir considérer au nombre des connaissances nécessaires, qu'il faut universellement répandre, celles qui vont permettre à la civilisation de demain de se débarrasser des fléaux les plus atroces de l'humanité actuelle.

Il ne faut pas de longues leçons pour les enseigner, ni de bien pénibles efforts d'attention pour les retenir. Elles appartiennent, en effet, à cette catégorie de faits pratiques, utilisables au jour le jour, que les enfants saisissent avec une avidité surprenante pour ceux-là seulement qui les connaissent mal.

Une femme de beaucoup de mérite et de beaucoup de sens, Mme S. Kachpérow-Macaigne, a récemment entrepris d'enseigner l'hygiène aux très jeunes enfants de certaines écoles de Paris ; sa pensée est de faire de cet enseignement la base même et le commencement de toute éducation de l'homme et de la femme. A la grande surprise de ceux qui ne la laissaient faire qu'avec quelque crainte et bien des réserves, ses cours ont conquis d'emblée l'attention ardente des petites filles qu'elle entreprenait de former. Aucune leçon n'est suivie avec un plaisir aussi évident que la sienne.

A Bordeaux, et plus récemment à Paris, Mme Augusta Moll-Weiss a fondé une école des mères. Elle a su captiver, sans peine aucune, l'attention de ses élèves, et ne constate chez elles l'ennui que lorsque la classe prend fin.

Dans une grande école primaire du XVe arrondissement de Paris, un professeur, conseillé par son médecin, fit un jour à ses élèves un cours familier sur la tuberculose et sa prophylaxie, en leur donnant ce thème pour sujet de rédaction. Il arriva que la qualité de ces devoirs fut supérieure à la moyenne; l'histoire de la tuberculose les prenait davantage que l'anecdote du « Vase de Soissons » ou que les considérations de morale purement théorique. Est-ce bien surprenant? Quelques-unes des copies faites sur la tuberculose, véritablement étonnantes par leur précison, furent apportées à l'exposition de l'Enfance qui se tint en 1901 au Petit Palais des Champs-Elysées. Il y eut mieux encore. Presque tous les enfants, émus de ce que leur maître leur avait raconté, en firent part à leurs parents, qui vinrent, à la sortie des classes, interroger le professeur, lui demander de plus amples détails. Les résultats de cette tentative dépassèrent les espérances.

Il est aujourd'hui bien démontré que cet enseignement de l'hygiène ne comporte ni fatigue, ni ennui, mais que, bien au contraire, il est considéré par les enfants comme le plus facile et le plus captivant de tous. Cela tient, j'imagine, à ce qu'ils en ressentent l'utilité réelle, immédiate, concrète, à l'encontre de tout ce qu'on leur apprend d'immédiatement inapplicable.

On ne manquera pas de nous faire cette autre objection qu'il est extrêmement pénible d'attrister de jeunes enfants en ne leur parlant que de maladie, de mort, de microbes et de crachats. Expérience faite, ce genre de conversations ne produit point d'effroi chez les enfants ; on n'en voit point qui en soient alarmés. Et puisqu'on leur propose un moyen sûr de se défendre, est-il donc plus cruel de les initier à ces utiles vérités que de leur mettre sous les yeux tous les massacres dont l'histoire est pleine, avec images à l'appui ?

Quant aux maîtres, si l'on en juge par les heureuses tentatives déjà faites par la *Société de préservation contre la tuberculose*, on peut être certain de leur concours universel. Affiliés déjà en très grand nombre à cette œuvre excellente, les instituteurs de notre pays comprennent le danger et ne demandent qu'à suivre, avec élan, les instructions qui leur viendront de leurs chefs hiérarchiques.

Mais, dira-t-on, comment vous y prendrez-vous pour ne pas trop surcharger les programmes, pour ne pas donner trop de temps à cet enseignement tout spécial?

D'abord, il ne faut pas longtemps pour apprendre aux enfants l'essentiel de ce qu'il importe de savoir en fait de prophylaxie usuelle, et bien peu d'heures y suffiront. Ensuite, il y a mille moyens de faire pénétrer les notions de l'hygiène élémentaire dans l'esprit des élèves, en dehors de l'enseignement proprement dit. Les affiches murales et les inscriptions, jusqu'ici consacrées à des préceptes de morale, à des conseils anti-alcooliques, parleront aussi de tuberculose et des moyens de l'éviter. Quelques leçons de choses lui seront consacrées. Au lieu de donner aux enfants, comme modèles d'écriture, des phrases de vague morale, ou bien, comme il arrive, tout à fait dénuées de signification, pourquoi ne pas leur faire copier quelques maximes claires sur la prophylaxie?

Pour les élèves d'un âge un peu moins tendre, nous demandons que l'on institue un véritable petit enseignement, succinct, mais explicite. Il faut que des garçons et des filles de douze ou treize ans comprennent le pourquoi des recommandations prophylactiques qu'on leur fera.

Ici encore, le nombre d'heures à distraire sera minime, et ne comportera point de surmenage pour les jeunes esprits. Et quand même on devrait, pour faire place à l'enseignement anti-tuberculeux, traiter un peu plus rapidement certains sujets d'utilité moins évidente, moins immédiate, nous avouons ne pas y voir de grands inconvénients pour le niveau intellectuel des futurs citoyens français.

Dans les programmes actuellement en vigueur, il y a deux chapitres où nous demandons à prendre place : celui de l'enseignement de la morale, et celui de l'enseignement de l'histoire naturelle et de l'hygiène.

Partout où l'on parlera de morale aux enfants, il faudrait, ce nous semble, tout en leur enseignant les grandes vertus humaines, le désintéressement et l'oubli de soi notamment, leur communiquer une idée claire, tangible, accessible pour eux, de ce qu'est la *solidarité*. Alors que l'on s'adresse à des fils d'ouvriers, de paysans ou de bourgeois assez mal préparés à pleinement comprendre les vertus héroïques, l'oubli de soi, le sacrifice, il y a grandes chances d'être entendu, si on leur parle d'intérêts réciproques, de solidarité dans le mal et dans la lutte contre le mal.

Or, en vue de démontrer l'impossibilité pour un peuple civilisé de se soustraire aux devoirs de la solidarité, il n'y a point d'exemple plus frappant, plus décisif que celui que fournit le fléau tuberculeux.

La solidarité dans le mal y est si évidente qu'elle implique nécessairement la solidarité dans la défense. Ici, rien de théorique, rien de transcendant, rien de mystique dans la morale; elle revêt une forme si actuelle, si précise, si immédiatement utile, que les esprits les moins enthousiastes, les moins désintéressés, les plus étroitement égoïstes, ne peuvent qu'y souscrire. Elle n'est pas pour cela sans grandeur. N'oublions pas que les philosophes modernes nous ont appris que l'égoïsme est le commencement de toute sagesse,

et que l'altruisme n'en est que l'amplification
naturelle.

On doit montrer à nos enfants, si l'on veut les
convaincre tous, que nos devoirs moraux envers
autrui sont une conséquence nécessaire de nos
droits et de nos devoirs envers nous-mêmes et
envers nos proches. Il ne faut pas être grand
clerc pour admettre que la liberté de chacun de
nous a pour limites la gêne ou le danger pour
autrui.

A la morale ressortissent toutes les matières
qui concernent les soins de propreté, la nécessité
de vivre de façon à ne pas gaspiller sa vie, à
gagner le pain de ses enfants, à se garer soi-
même et à les préserver des dangers qui pourraient menacer leur vie.

Aux chapitres des programmes concernant
l'histoire naturelle, nous demandons que, pour
les cours supérieurs dans les écoles primaires élémentaires et supérieures, une place soit faite à la
connaissance des microbes. Dans un pays comme
le nôtre, il faut que tout le monde sache que notre
organisme donne asile à un grand nombre de
petits êtres, invisibles à l'œil nu, discernables au
microscope, dont quelques-uns jouent un rôle
utile dans nos fermentations digestives, par

exemple, dont certains autres, venus en nous par transmission, par contagion des animaux à l'homme ou d'homme à homme, sont la cause d'une bonne partie de nos maladies les plus redoutables. Et ce sera une excellente occasion de faire mieux connaître et honorer par tous le nom du grand Pasteur, qui vaut, certes, celui de beaucoup de monarques, de capitaines ou de ministres de notre histoire.

Ce mot « microbes » est un mot générique. Il comprend des êtres microscopiques appartenant les uns au règne animal, et les autres au règne végétal.

Parmi les animaux microscopiques nuisibles à l'homme, il faut comprendre l'hématozoaire de Laveran qui donne la fièvre palustre.

Au nombre des végétaux microscopiques pathogènes, algues ou champignons, qu'on nomme *bactéries*, on doit ranger les microbes qui causent la diphtérie, les oreillons, l'érysipèle, la grippe, la fièvre typhoïde, le charbon, la morve, la peste, le choléra et la tuberculose.

Parce que le mot de microbe comprend des organismes appartenant à deux règnes de la nature, nous demandons que l'on fasse place à leur histoire élémentaire, en un chapitre à part, entre les paragraphes des programmes consacrés au règne animal et ceux qui traitent du règne végétal.

Les notions qu'il conviendra de donner aux élèves de nos lycées n'auront pas besoin d'être très compliquées ni très savantes. On peut affirmer qu'elles seront d'un très vif intérêt, pour peu que le maître sache animer son sujet, l'illustrer de quelques figures, et faire comprendre que ces êtres microscopiques, envahisseurs de l'organisme humain, sont la cause des plus terribles maladies. La belle histoire de la lutte des globules blancs défenseurs du territoire contre les hordes ennemies, tout à fait facile à comprendre, est captivante comme un drame. Les élèves les plus légers ne se feront pas prier pour l'écouter ni pour la retenir.

Et, cela fait, un autre devoir restera à remplir : celui d'instruire les élèves de la division des « grands » dans nos lycées, des dangers qui les guettent s'ils se laissent aller aux tentations de la rue. Dans les collèges de nos grandes villes, c'est une pose répandue, que de se vanter de connaître des femmes, de fréquenter des « typesses », c'est le mot affreux et naïf dont se servent entre eux ces mauvais sujets de quinze ans.

Beaucoup de pères, trop confiants dans la sagesse de leurs rejetons, trop timorés pour oser traiter de tels sujets, ou trop indifférents, trop distraits de leur devoir d'éducateurs, laissent leurs fils aimer à l'aventure, et courir les plus abominables risques.

A l'idée d'effleurer publiquement des questions aussi scabreuses, bon nombre de pédagogues manifestent une véritable indignation. Ils craignent de ne provoquer que de malsaines curiosités et de mauvais sourires, en remplissant cette partie de leur apostolat. Récemment, quand l'illustre professeur Fournier proposa que fût institué dans nos lycées l'enseignement de cette prophylaxie des maladies vénériennes, beaucoup d'éducateurs qui passent pour des sages, accumulèrent les objections et finalement refusèrent leur consentement.

Il faut croire que l'heure n'a pas sonné encore de ce progrès que, pour ma part, je tiens pour important. Un jour viendra, j'en suis fermement convaincu, où le proviseur du lycée, ou mieux encore le médecin en chef de la maison, trouvera le moyen — dans une causerie familière et grave

— de se faire comprendre et de persuader. Tout peut s'entendre de ce qui est dit avec conviction, avec délicatesse, sur le ton de la bienveillance.

Notre jeunesse de France a toujours été prompte au plaisir d'amour, et je ne suis pas de ceux qui souhaitent qu'elle tourne à l'hypocrisie, au vice facile et caché, à cette fausse chasteté dont quelques nations tirent gloire. Mais il faut que nos fils apprennent de bonne heure à redouter, avec l'avilissement de la débauche, les contagions effrayantes qui dévorent un organisme et retentissent sur la plus lointaine postérité.

Ici encore je demande que pères de famille et éducateurs de métier prennent plus ample conscience du beau rôle d'initiateurs à l'hygiène et à la morale qu'ils ne peuvent plus désormais se dispenser de remplir jusqu'au bout.

XII

Psychologie de l'Écolier.

L'enseignement de la pédagogie et la réforme de l'école normale. — La psychologie physiologique; la méthode des tests; objections. — Les états de pleine conscience et d'attention volontaire sont exceptionnels. — Méthodes pour la mesure de la fatigue intellectuelle des écoliers : critiques. — Expériences de laboratoire et observations cliniques.

Longtemps on a considéré, à l'École normale supérieure, qu'il était superflu d'apprendre la pédagogie aux futurs professeurs de l'enseignement secondaire. « La science du maniement des élèves est une chose qui va de soi, et qui naît de l'usage; il est inutile de consacrer une chaire spéciale à la pédagogie, » disait communément un maître, d'ailleurs admirable et digne de tous les respects.

On vient de changer tout cela. L'ancien internat de la rue d'Ulm est dissous. Les aspirants aux agrégations de l'enseignement secondaire vont devenir des étudiants comme les autres, inscrits aux cours de la Sorbonne. Ce qu'on leur apprendra, dans la glorieuse maison qui — pour imparfaite qu'elle pût être — a formé tant d'esprits éminents, c'est précisément l'art délicat de comprendre et d'apprivoiser les jeunes âmes qu'ils auront mission de bien nourrir et de noblement élever.

Cette réforme aura ses avantages, et je crois qu'elle ne tardera guère à donner le bénéfice qu'on en attend. Mais combien je voudrais qu'un cours de psychologie médicale fût compris dans le nouveau programme. Nos pédagogues les plus instruits et les mieux avertis sont singulièrement ignorants des notions élémentaires touchant le fonctionnement cérébral. La physiologie de l'esprit leur paraît être une science téméraire, imprécise et probablement chimérique, alors surtout qu'elle affiche la prétention d'aboutir à une hygiène rationnelle, à une thérapeutique efficace.

Que la psychologie physiologique en soit encore à son enfance, je le concède volontiers, si ces mots veulent dire qu'elle ne date que de peu de temps, et qu'il lui reste encore d'immenses champs à explorer. Elle a, pourtant, depuis une trentaine d'années qu'elle fait parler d'elle, réalisé des progrès admirables, accumulé les plus solides découvertes, et il serait vraiment un peu niais de se refuser à compter avec elle.

Elle s'attarde quelquefois, j'en conviens volontiers, à des minuties d'expériences et d'observations qui, mal conduites ou dirigées par des esprits peu réfléchis, se leurrent d'apparente précision, et tournent en fin de compte à d'assez vaines mesquineries. Je veux parler de cette méthode des « tests », intéressante en soi, mais qui exige, pour être féconde, autre chose que cette ingéniosité un peu superficielle dont elle se contente trop souvent[1].

A mon avis, tous ces moyens, si subtilement imaginés, de mesurer la mémoire, l'attention, l'affectivité, le pouvoir d'association, d'imagination, d'abstraction d'un sujet donné, ont ce gros inconvénient de ne tenir compte que des états d'âmes les plus conscients, les plus voulus, les plus artificiels, par conséquent. Quand on mesure, par exemple, au moyen de petites expériences appropriées, le degré d'attention dont un enfant est

1. Sous ce titre : *Technique de psychologie expérimentale*, MM. Toulouse, Vaschide et Piérron viennent de publier, dans la *Bibliothèque internationale de psychologie expérimentale*, un des ouvrages les plus complets, les plus ingénieux, et les meilleurs qu'on ait écrit sur la matière.

capable à telle heure de la journée, c'est uniquement à son attention volontaire qu'on fait appel. Or, cette attention volontaire, sur commande, telle qu'on la doit fournir *ex abrupto*, sans qu'elle soit captée, et pour ainsi dire fascinée par l'intérêt du sujet, c'est, dans la vie, un phénomène tout à fait exceptionnel, et, par là même, alors qu'on le suscite, médiocrement instructif.

La plupart des cerveaux puissants qui, dans l'histoire, nous ont donné l'exemple d'une pénétration d'esprit digne d'admiration, ceux qui ont consommé de mémorables découvertes, n'avaient vraisemblablement pas le pouvoir de concentrer ainsi leur attention, de propos délibéré, sur le premier objet venu. Une idée singulière leur passait par l'esprit, les intéressait, obscurément d'abord, puis de façon plus vive, puis enfin passionnément. Cette idée, ils ne l'avaient pas choisie de plein gré : c'est elle qui, par quelque hasard, à un moment où ils ne s'en souciaient guère, s'emparait doucement de leur âme, s'imposait peu à peu jusqu'à devenir idée fixe, provoquant ainsi un phénomène d'attention continue, d'autant plus intense qu'il était moins volontaire, plus passif.

Il me souvient, à ce propos, d'une conversation

que j'eus avec Émile Zola, au moment où le
Dr Toulouse recueillait, sur ce sujet d'une bonne
foi et d'un bon vouloir incomparables, les premiers documents de son *Enquête sur la supériorité
intellectuelle*.

« — Bien volontiers, me disait-il, je me prête à
toutes les investigations de votre distingué confrère. Je suis frappé de leur extrême ingéniosité.
Mais, êtes-vous bien sûr que tout cela soit très
probant? On interroge ma mémoire, et, pour la
mesurer, on me donne à reproduire des dessins
un moment entrevus, on me demande de recon-
naitre telle nuance par moi choisie entre vingt
nuances d'une même couleur. Et je fais de mon
mieux, et je m'applique à ne pas me tromper.
Mais, quel que soit mon bon vouloir, j'ai peine
à échauffer les facultés de mon esprit en vue de
cette fin, en somme médiocre. La puissance d'attention que je déploie, au cours des examens, ne
peut donner qu'une idée assez fausse de celle que
je peux fournir quand je fais quelque chose qui
me passionne vraiment. Très intéressé par sa
tâche, le savant qui m'interroge suppose naturellement que j'y apporte le même feu que lui; mais
vraiment, je ne le puis guère. A certains jours
surtout, préoccupé comme tout le monde peut

l'être d'une affaire qui me captive, de mon roman qui ne vient pas, d'une lettre à écrire, ou d'un malaise qui me tourmente, je sens très bien que je ne me livre pas tout entier à l'exercice qu'on me commande. Ce qu'on me donne à accomplir n'est pas en soi assez intéressant pour me tirer de ma paresse naturelle. Je suis, d'ailleurs, différent de moi-même selon que le temps est nuageux ou beau, sec ou humide, selon que j'ai pris ou négligé de prendre ma tasse de thé de cinq heures. J'ai de l'estime pour ce désir de précision; mais je crois bien que les causes d'erreurs doivent être plus nombreuses qu'on ne les prévoit. »

Ainsi pensait Zola qui, pour n'être pas technicien, avait pourtant de la psychologie et du bon sens, et du discernement.

Au premier acte d'une charmante comédie de Maurice Donnay que représentait, l'an dernier, le théâtre de *la Renaissance*, se déroule, dans un laboratoire de psycho-physiologie, toute une scène d'expériences selon la méthode des « tests ». Soumise aux interrogations du savant professeur Suindre, un jeune trottin de Paris s'efforce tout d'abord de répondre en bonne conscience aux questions écrites qui lui sont captieusement posées. Mais elle se lasse bientôt, et pour faire entendre, à sa manière, que ces interrogations parviennent mal à requérir son attention consciente, elle prend le parti de recourir à l'argot de son faubourg; et elle écrit obstinément, en marge, cette exclamation « La Jambe!... » qu'en langage de psychologue on pourrait traduire comme suit : « Toutes les actions de ma vie évoluent dans l'inconscient, ou tout au moins dans le subconscient; ne réclamez pas de mon intellect un phénomène d'attention volontaire, auquel je ne me sens pas assez passionnément sollicitée pour faire l'effort considérable et inutile qu'il exigerait. »

Je partage, sur la méthode du test, l'opinion d'Émile Zola et celle de l'héroïne de Maurice Donnay.

En vérité, dans l'ordinaire de la vie, c'est l'attention captivée presque à l'insu de la conscience qui réalise les grandes choses. Quand on demandait à Newton comment il avait découvert les lois de la gravitation : « En y pensant toujours », répondait-il, et « comme malgré moi », eut-il pu ajouter. Notre Pasteur eût vraisemblablement répondu de la façon la moins heureuse aux questions terriblement soudaines et précises que posent les sectateurs du « test ». Disons-nous bien que, s'il a mis à jour des notions, si révolutionnaires et si fortes qu'une ère nouvelle de civilisation date de son avènement, c'est parce que, possédé, on pourrait dire hypnotisé, par une idée d'abord vaguement entrevue, il n'a cessé de la ruminer puissamment, d'en faire sa seule pâture, et d'être possédé par elle. Rien n'est moins volontaire, rien n'est moins conscient que cet état de gestation des grandes trouvailles. Et rappelez-vous, je vous prie, les distractions légendaires des inventeurs illustres, des mathématiciens fameux, de nos plus grands poètes. L'inconscient — ou pour mieux dire, l'état de demi-conscience, de subconscient, — est roi du monde. C'est l'état ordinaire des âmes les plus agissantes. Le rétrécissement du champ de leur conscience sur l'idée fixe qui les fascine est un phénomène presque pathologique, et cependant indispensable à la véritable tension de l'esprit.

C'est pour cette raison que nous ne tirons pas de résultats très importants de ces recherches psycho-physiologiques, qui veulent être rigoureuses et qui ont le tort de porter sur des efforts d'attention tout à fait volontaires, réalisés pour rien, sans intérêt puissant, sans désir ardent d'aboutir.

Pour ma part, je serais tenté de considérer comme bien médiocre un esprit qui serait capable de se tirer très brillamment de toutes ces embûches, de toutes ces devinettes, véritables merveilles d'ingéniosité, que nous voyons énumérées et commentées dans le très intéressant volume de MM. Toulouse, Vaschide et Pierron. Les bonnes notes qu'on lui décernerait prouverait tout simplement qu'il est ce que l'on nomme un bon élève, un fort en thème, qu'il est doué d'une attention et d'une mémoire toujours disponibles, bonnes à tout faire, susceptibles de se surtendre pour rien, pour le plaisir. Et je craindrais beaucoup que cette intelligence complaisante ne fût à tout jamais incapable d'une de ces œuvres personnelles qui ne mûrissent en vérité que dans l'inconscient.

Mais revenons à nos collégiens, dont il semble que nous voilà singulièrement éloignés.

Pour mesurer la fatigue intellectuelle chez les écoliers, on a fait, dans l'ordre d'idées que je viens de dire, un certain nombre de tentatives curieuses. Sikorski, Burgerstein, Griessbach, Vannod, d'autres encore, se sont soigneusement appliqués à comprendre la fatigue, phénomène purement subjectif, simple sensation personnelle à celui qui la ressent, comme un phénomène objectif, mesuré, et dûment constaté grâce à des appareils de précision.

L'intention est excellente. Voyons les résultats.

Une première méthode consiste à mesurer — grâce au compas esthésiométrique — ce que l'on a nommé *le seuil de la sensibilité*. Le procédé serait trop long à expliquer. Qu'il vous suffise de savoir que, chez les sujets en pleine activité nerveuse, ce seuil est rétréci, et qu'il s'élargit au contraire, chez les personnes fatiguées, et par conséquent incapables d'un vigoureux effort d'attention. Techniquement, les causes d'erreur sont nombreuses; d'un instant à l'autre, le même sujet donne, pour des sollicitations pareilles, des réponses fort dissemblables, et moi qui ai fait à ce propos de nombreuses recherches, je me suis vu dans la nécessité de renoncer à ces données, quand elles ne sont pas corroborées par d'autres moins sujettes à caution.

L'autre méthode — celle de l'ergographe — consiste à mesurer la promptitude avec laquelle un muscle fléchisseur de la main se fatigue. Malheureusement, l'appareil qui maintient la main, et l'anneau enserrant le doigt qui fournit le travail, déterminent au bout d'un certain temps une gêne, une douleur qui, plus encore chez les sujets arthritiques que chez les autres, invite le sujet à déclarer qu'il n'en peut plus.

Veuillez encore envisager ceci. Quand on mesure la fatigue des élèves de toute une classe, après une heure de travail intellectuel difficile et soutenu, l'expérience ne porte pas sur un phénomène mental univoque. Sur trente élèves, dix à peine ont prêté au maître une attention soutenue : quelques autres ont sûrement eu de nombreuses distractions; les moins zélés ont laissé leur cerveau somnoler mollement. En sorte que vous mesurez, chez les uns, la fatigue résultant d'une assez vive tension de l'esprit, et, chez les autres, le simple ennui.

Les mêmes objections demeurent, un peu moins fortes, cependant, alors que l'on emploie la méthode des dictées, pour constater si le nombre des fautes, des omissions, des étourderies s'accroît régulièrement ou décroît constamment dans certaines conditions données.

Pourtant, il semble résulter des recherches nombreuses et presque concordantes de Burgerstein, de Binet et Henri, de Sikorski, de Höpfner, de Friedrich, que la faculté d'attention des enfants serait à son maximum le matin, au commencement de la première heure de classe. Que cela soit exact pour beaucoup de très jeunes élèves, je le crois volontiers. Mais j'ai constaté pour ma part, chez des garçons de douze à dix-sept ans, que bien souvent leur vigueur intellectuelle, quelque peu obnubilée au début d'une classe, allait se multipliant à mesure que se produisait « l'allumage », tardif chez eux, et l'entraînement au travail.

La plupart des neurasthéniques, adultes ou enfants, ne valent pas grand'chose pendant les premières heures qui suivent le réveil. Leur cerveau s'éclaire et s'anime à mesure qu'il reprend l'habitude de fonctionner, que le sommeil avait passagèrement engourdie. C'est là une observation de tous les jours et mille fois vérifiée. Avec son apparence un peu vague, elle vaut qu'on en tienne compte, au moins autant que ces « tests » qui sont loin de donner toute la sécurité scientifique à laquelle ils prétendent.

Certaines constatations physiologiques peuvent fournir cependant quelques documents précieux.

Lors de mes études très longues, très minutieuses, sur la fatigue des neurasthéniques, je me suis efforcé de rechercher avec un peu de précision si la lassitude accusée par ces malades était imaginaire ou pas.

Redoutant les causes d'erreur que je signalais tout à l'heure, je me suis attaché à trouver les indices objectifs de l'épuisement vrai du système nerveux, dans les phénomènes de la vie le plus évidemment soustraits à la conscience et à la volonté. J'ai mesuré l'état de la pression du sang dans les artères, et l'activité de réduction de l'oxyhémoglobine, c'est-à-dire la promptitude, plus ou moins grande, qu'apporte notre sang rouge artériel à se changer, dans nos tissus, en sang noir ou veineux.

Chez les gens vraiment déprimés, la pression artérielle est basse, et l'activité de la réduction du sang rouge en sang noir ralentie. C'est une loi qui ne me paraît subir que de bien rares exceptions. Ces deux constatations nous permettent de dire avec quelque sécurité : Oui, tel sujet est fatigué ; les parties de son organisme le mieux soustraites à la volonté en témoignent.

Et, d'ailleurs, sans qu'il soit besoin d'avoir recours à de telles mesures, beaucoup d'enfants, par l'allongement et par l'altération des traits du visage, nous montrent une lassitude qu'il leur serait bien malaisé de simuler.

Ce ne sont là que de simples constatations cliniques, si je puis dire. Voilà longtemps que nous, les médecins, nous vivons séparés en deux camps souvent opposés, selon que nous pratiquons de préférence les recherches cliniques, les observations au chevet du malade, ou les expériences de laboratoire. Celles-ci, plus rigoureuses en apparence, ne sont pas toujours plus concluantes en réalité. Il en est de même en psychologie générale et en psychologie infantile. Les expérimentations modernes ont un intérêt des plus vifs, à condition qu'on ne s'illusionne pas trop sur leurs apparences de précision, parfois trompeuses. Et les simples constatations à la vieille manière ne sont pas non plus à dédaigner, à condition, bien entendu, qu'elles soient pratiquées avec discernement et probité.

XIII

Du bon et du mauvais vouloir chez l'écolier.

Le libre arbitre chez l'enfant. — On tient les écoliers pour irresponsables de l'acuité de leur intelligence et pour responsables de leur paresse. — Déterminisme du bon et du mauvais vouloir. — Indolence et neurasthénie infantile. — Comment on devient mauvais élève.

L'heure est venue de poser clairement et de nous efforcer de résoudre avec sagesse une question dont l'importance me paraît être primordiale en matière d'éducation : celle du libre arbitre chez l'enfant.

On a coutume de la considérer comme toute résolue et ne laissant pas prise au doute. Éducateurs religieux et professeurs de l'Université sont loin de s'accorder alors qu'il s'agit de traiter de doctrines philosophiques : les uns envisagent la notion du libre choix comme indispensable et comme amplement démontrée; d'autres la tiennent pour improbable ou même pour absurde.

Mais, dans la pratique de la vie, tous s'entendent le mieux du monde pour admettre, ainsi que d'intangibles vérités, les deux propositions suivantes :

1º Un enfant ne saurait être tenu pour responsable du degré d'acuité de son esprit, de la dose d'intelligence qu'il a reçue de la nature.

2º Il convient au contraire de le tenir pour responsable de sa paresse, de son indolence au travail, de son inattention, de son insoumission, de son mauvais vouloir.

Outre qu'elle est traditionnelle, et forte du consentement quasi-universel, cette distinction a pour elle, il en faut convenir, toutes les grosses apparences.

Rien de plus légitime, en effet, que de dire : cet enfant est obtus, incapable de s'émouvoir aux choses de l'esprit ; ce n'est pas sa faute, vraiment, si le ciel lui a refusé le don d'intelligence.

Par contre, comment ne pas tenir pour responsable de sa paresse tel autre enfant qui, pour s'amuser, lutter, courir, faire le diable, trouve en lui d'infatigables énergies, et qui, dès qu'il entre à l'étude ou en classe, bâille et perd tout entrain ?

Ne doit-on pas, de même, penser qu'ils seraient libres de mieux faire, tous ces collégiens, laborieux à certains jours, indolents la plupart du temps, dont on a coutume de dire : « Quand il veut, il peut réussir aussi bien que n'importe qui ! »

Tout cela se répète de générations en générations. Personne n'y trouve à redire. Et cependant, pour qui l'examine de près et s'efforce d'aller au fond, comme un tel jugement paraît léger et superficiel !

Philosophiquement, d'abord, il n'est pas soutenable qu'un état d'âme, comme celui de paresse ou d'insoumission, se produise sans causes, ne soit déterminé par rien, que par cette inexplicable décision du libre vouloir qu'on appelle le bon plaisir. Plus simplement, peut-on raisonnablement concevoir qu'un enfant de dix ans, ayant le libre choix entre la bonne et la mauvaise voie, prenne, par goût et délibérément, le chemin qui conduit aux reproches, aux gronderies, aux railleries, au mécontentement de soi-même, aux punitions, aux privations de sortie et aux devoirs supplémentaires?

C'est là une explication bien facile, vraiment, d'un phénomène biologique qui mérite, comme tous les autres, d'être considéré de plus près et fouillé plus avant. Cette interprétation par le simple mauvais vouloir, c'est, alors qu'on y songe, la première venue. Tâchons d'en trouver une qui repose sur des arguments moins falots.

On dit parfois, en parlant d'un enfant : il a une mauvaise nature. Bien entendu, on lui en fait reproche, comme si nous étions pleinement responsables de la constitution morale dont nous avons hérité en naissant. Dites que cet enfant, particulièrement difficile à élever, nous est antipathique parce qu'il nous donne du mal, mais vous qui reconnaissez volontiers que ce n'est pas sa faute s'il n'est pas très intelligent, ne l'accablez pas de reproches s'il est doué d'un caractère qu'évidemment il ne s'est pas choisi dès le berceau.

Poussons plus loin notre analyse.

Et d'abord, il s'en faut que tous nos paresseux se révèlent aussi vivaces, aussi actifs aux récréations que languissants et mornes en face d'un devoir à remplir ou d'une leçon à apprendre. Ne généralisons pas trop, de crainte d'aboutir à des conclusions faussées.

Certes, je connais, pour ma part, de jeunes campagnards, élevés au grand air parmi les jeux tumultueux de leurs petits fermiers, qui, transplantés dans un collège, et mal entraînés à la vie enclose, s'abrutissent littéralement dans l'atmosphère confinée et chaude d'une étude, et ne recouvrent quelque vitalité que pendant les ébats des récréations. La plupart de ceux-là ne font jamais que d'assez piètres humanistes. Contraints, sans vocation, à rabâcher des déclinaisons, à s'enthousiasmer pour Mucius Scævola, ou à s'efforcer de résoudre les problèmes d'algèbre, ils passent leur temps à rêver, — depuis la classe de huitième jusqu'au baccalauréat, — de larges horizons, de chemins creux, de pêche nocturne à l'écrevisse, d'heureux coups de fusil, de longues marches dans les sillons, de chevauchées par les chemins feuillus ou les routes blanchies de neige. Leur hérédité, leur éducation première leur ont composé à jamais une âme campagnarde. Tâchons certes de les humaniser par la fréquentation des littératures, des arts et des philosophies; il leur restera toujours quelque chose d'un contact prolongé avec ces nobles étrangères. Mais évitons de les en abrutir. Apprenons-leur surtout l'agriculture moderne, les sciences appliquées et le droit usuel, l'histoire bonne conseillère, le sentiment de l'évolution sociale. Conservons-leur précieusement le goût de la terre et des industries agricoles. Nous leur rendrons plus de services qu'en voulant à tout prix ensemencer ce sol un peu sauvage de graines délicates, bonnes uniquement à pousser en serre chaude.

Les enfants de nos grandes villes sont fort différents de ceux-là. Leur constitution plus frêle, plus affinée, se prête mieux à l'enseignement littéraire. Beaucoup, pourtant, sont indolents; mais les caractères habituels de leur paresse même sont bien à eux. Ils apportent au jeu la même atonie qu'à l'étude. Ils se lassent assez promptement des courses folles, des luttes violentes, et j'en connais qui, pour avoir joué aux barres ou au foot-ball pendant trois quarts d'heure, vous ont des yeux cernés, des jambes molles, des traits tirés, tout comme après une composition difficile.

Chez ceux-là, l'indolence a ses causes aussi. Ici encore, tout ne peut s'expliquer par le simple mauvais vouloir. Demandez à un médecin compétent de les examiner soigneusement. Huit fois sur dix, il leur découvrira une dilatation d'estomac, du ralentissement de la nutrition, de l'arthritisme, de la neurasthénie formelle ou simplement de ces végétations adénoïdes du pharynx nasal qui obstruent peu ou prou les voies respiratoires, et qui provoquent si souvent l'arrêt du développement physique et intellectuel. Guérissez l'insuffisance respiratoire, accélérez la nutrition, et vous verrez ces mêmes enfants redevenir attentifs, plus réguliers dans l'effort, plus vaillants à l'ouvrage, plus ouverts aux leçons, plus vigoureux au jeu.

Oh! ces petits neurasthéniques méconnus, que j'en ai vus déjà dans ma pratique journalière! Presque toujours intelligents, capables d'exceller sur tel sujet qui les attire, ils ont des jours d'éclipse après des jours brillants. Un rien trouble et déséquilibre leur petite âme inconsistante; leur intelligence, leur mémoire, leur faculté d'attention sont à la merci d'un changement de temps, d'un rayon de soleil, d'une baisse barométrique. Ce sont ceux-là précisément dont on répète qu'ils pourraient très bien faire s'ils voulaient s'en donner la peine, puisque, à certains moments, ils se tiennent au premier rang. Guérissez-les d'abord, après quoi vous pourrez les rendre responsables des oscillations mal comprises de leur âme le long de l'échelle de leur énergie nerveuse.

J'ai soigné, pour ma part, quantité de mauvais élèves, qui manifestement devaient le discrédit dont ils jouissaient, à l'école et dans leur famille, à une chorée fruste, à du diabète infantile, à une dilatation de l'estomac, à de l'asthme, à la dégénérescence, à leur hérédité neuro-arthritique. Je peux dire qu'à peu près tous ont gagné, à la réfection de leur tonicité cérébrale ou de leur nutrition, de meilleures notes et de meilleures places dans les compositions.

La destruction de la notion par trop grossière et simpliste de libre arbitre ne conduit pas, comme on se plaît à le redire, à la suppression de toute discipline pédagogique. Elle permet de se rendre un compte plus exact des phénomènes psychologiques de l'enfance, et aboutit en fin de compte à une hygiène et à une thérapeutique véritablement efficaces. Le rôle du médecin dans la direction d'une école est raisonnablement plus important et plus vaste qu'on ne peut se l'imaginer quand on ne sait pas tout cela.

Essayons de nous rendre compte du mécanisme par lequel un enfant, placé dans un lycée, devient un bon ou un mauvais élève.

Il arrive jeune au collège, quittant les jupes de sa mère. Quelque peu ahuri de la rudesse de ses camarades, ému de crainte pour le maître inconnu, sans tendresse, qui va tenir sa destinée, il est rempli de bon vouloir et du désir de plaire. Il ignore tout encore de ces petites ruses par où l'on se dérobe à l'achèvement d'un devoir, à la récitation de ses leçons. Il veut tout faire et tout bien faire.

Il écoute du mieux qu'il peut. Il reste sage comme un ange, et se scandalise très fort à voir tel camarade, plus vieux que lui dans la maison, raconter une histoire, dessiner des bonshommes, faire des niches aux « nouveaux », cependant que le professeur donne d'utiles explications.

Mais la classe est nombreuse. Il est malaisé d'enseigner, tout en surveillant quarante gamins fort habiles à simuler l'attention tandis qu'ils jouent sournoisement sous leur pupitre, ou qu'ils rêvassent vaguement. Le nouveau venu ose-t-il demander une explication? Ils est tout aussitôt salué par de bruyants rires. Bienveillant, mais pressé, le professeur déclare qu'il ne peut pourtant pas, pour un seul élève, refaire la classe de l'an dernier.

Dans la trame de l'instruction, quelques lacunes s'établissent. Pourra-t-il jamais les remplir? Un homme qui a aujourd'hui trente-cinq ans, et qui promet d'être un avocat de premier ordre, s'est fait refuser une fois au baccalauréat ès lettres, parce qu'il ne savait pas faire une « règle de trois », ni mener jusqu'au bout une division compliquée. Et cela simplement parce qu'il avait été malade et retenu loin du lycée pendant la période où ses camarades avaient appris ces éléments d'arithmétique[1].

Parfois, le professeur trop instruit, trop savant pour savoir parler comme il faut à des intelligences si jeunes et si frêles encore, fait son cours d'un peu haut, se croit à la Sorbonne, et parle uniquement pour les trois premiers de la classe, qu'il pousse à devenir des professeurs à son image.

Il y a des maîtres charmants, prompts à se faire aimer, habiles à apprivoiser les jeunes intelligences. D'autres sont plus fermés, plus secs, moins séduisants; ceux-là n'entrent jamais en communion intime avec ces âmes tendres pour qui la sympathie est le grand encouragement.

Et il arrive enfin que certains de nos fils marquent de très bonne heure une prédilection pour certaines études. Enthousiasmés par les lettres, séduits par les sciences naturelles, ils demeurent fermés, par exemple, aux mathématiques. Parce qu'ils ont déjà des goûts personnels accusés, et

---

1. Avec les nouveaux programmes, où la plupart des matières sont revues à deux époques différentes, cet inconvénient es appelé à disparaître. Et c'est là, je crois bien, un importan progrès.

parce qu'ils sont peu capables d'apporter une attention volontaire, forcée, à ce qui ne les charme pas, ils étonnent leurs maîtres et encourent des réprimandes.

Sans doute je suis de ceux qui pensent qu'une culture générale est nécessaire, et qu'à douze ans il est trop tôt pour se spécialiser. Je voudrais cependant qu'on eût quelques égards pour ces petites intelligences inégales, qui marquent déjà des préférences, qui ne digèrent pas également toutes les nourritures dont on les bourre. Peut-être atteindront-ils un jour d'autres sommets que ces parfaits élèves qui font tout ce qu'on leur demande, qui ne préfèrent rien à rien, qui semblent être nés avec des âmes de chefs de bureau accomplis.

Certains enfants, et non des moins intelligents, quand on y songe, auraient besoin d'une direction moins éparse, moins à la grosse que celle qui se donne dans nos classes beaucoup trop nombreuses. Élevés dans une école où ils seraient groupés par huit ou dix, dans des classes familières, faciles à surveiller, où le tour d'interrogation reviendrait fréquemment, où il leur serait possible de demander une explication complémentaire. ils feraient de bonnes études, alors qu'ils se sentent perdus parmi quarante camarades.

Voilà comment l'enfant, arrivé au lycée rempli de bon vouloir, finit, pour les raisons diverses que nous venons d'énumérer, par devenir et par rester un assez médiocre élève. Pour peu que la puberté vienne affaiblir encore la stabilité de son système nerveux et la fragile fermeté de son caractère, il y a bien des chances pour qu'il ne brille pas au premier rang.

De toutes ces causes de paresse et d'inattention, combien en comptez-vous qui se puissent justement imputer à son libre choix, au désir formel de mal faire?

XIV

De l'inattention et de son traitement.

Observation médico-psychologique du jeune J. de Z. — Sa maladie de l'attention; ses causes: il présente tous les stigmates de l'hystéro-neurasthénie infantile. — Traitement médical. — Traitement psychologique; rééducation intellectuelle. — Fréquence des symptômes de la névropathie héréditaire chez les enfants inattentifs et paresseux. — Preuve par la thérapeutique.

Je voudrais raconter ici, pour l'édification des pères de famille et des mamans qui veulent bien me lire, la véridique histoire d'un enfant de treize ans, qu'il m'a été donné de suivre d'assez près, et dont le cas me paraît être singulièrement instructif. C'est une véritable observation médicale que mes lecteurs me pardonneront de publier sous la forme rapide et sèche qui convient tout à fait à ce genre de récits.

Né de parents nerveux — la mère, larmoyante, anémique et neurasthénique; le père, gros mangeur, grand chasseur, beau buveur, quelque peu goutteux, — Jacques de Z... a été, jusqu'à ces temps derniers, long, maigre, un peu chétif, avec des traits extrêmement mobiles, et un air de langueur dans toute sa menue personne.

On le voyait habituellement pâlot, sans entrain ni gaieté; ses traits, intelligents et fins à l'ordinaire, prenaient à d'autres heures une expression marquée de nonchalance, d'indifférence, d'incuriosité, et d'hébétude, presque. Il saisissait avec vivacité toutes les choses de la vie courante et ne se mêlait que trop volontiers à la conversation de ses parents ou des grandes personnes; il lui arrivait d'étonner ses interlocuteurs par la vivacité de ses répliques et certaines petites trouvailles de mots plus ingénieuses, plus inattendues que n'en ont la plupart des enfants de son âge. Mais si vous lui imposiez un travail, ces qualités brillantes s'éteignaient tout à coup, presque complètement, et une sorte d'abêtissement s'emparait de ce jeune esprit.

La mémoire était assez bonne, mais l'intelligence subissait des éclipses; on eût dit des moments de torpeur, de sommeil, d'un sommeil de l'esprit, auquel le corps n'eût point pris part.

Pour peu qu'on se donnât la peine de regarder d'un peu plus près, on constatait que, de beaucoup, la faculté la plus débile était, chez lui, celle de l'attention, cette attention volontaire qui fait que l'esprit, toujours libre, toujours disponible, se fixe, dès qu'on le sollicite, sur le sujet qui lui est proposé. Pour tout dire d'un mot, Jacques était un distrait. Tandis que le professeur de sa classe traitait des affluents du Rhône ou de la réduction des fractions au même dénominateur, il rêvassait à de lointaines choses et, de tout ce qui tombait des lèvres du maître, presque rien n'arrivait à son entendement.

Le père, homme tout d'une pièce et sans prétentions à la psychologie, l'accusait de mauvais vouloir : « Quand il veut, cet animal-là, il n'est pas plus bête qu'un autre!... » Il le gourmandait sans relâche, le traitait constamment « de paresseux, de cancre, d'abruti », oublieux de sa propre enfance qui s'était écoulée sans gloire, sur les tout derniers bancs d'un collège de sous-préfecture.

De temps à autre, le gamin, qui n'était pas sans amour-propre, et qui souffrait évidemment de ces colères paternelles, tâchait de réagir, faisait effort pour mieux suivre sa classe; mais assez vite il retombait, comme à bout d'énergie.

On s'avisa de lui donner des « répétitions ».

Tous les soirs, vers cinq heures, on vit venir à domicile un brave homme à l'air las, absorbé, pressé, qui toujours regardait sa montre de peur d'arriver en retard à la leçon qui l'attendait encore. Et pour simplifier les choses, ce monsieur, bien persuadé qu'il avait affaire à un imperfectible cancre, lui dictait son devoir sans explications plus amples. On ne prolongea pas longtemps l'expérience.

Un jour vint où la mère se demanda s'il ne fallait pas rechercher dans le cerveau de son enfant, comme un écho de sa propre névrose. Elle appela un médecin accoutumé à ce genre d'études, attirant son attention sur quelques symptômes qu'elle croyait bien reconnaître. C'est ainsi que le jeune Jacques souffrait parfois de douleurs à la nuque, qu'il se plaignait de tiraillements douloureux dans les muscles des jambes et au niveau des jointures des membres; aux heures où son estomac était vide, son teint devenait terreux et ses traits se tiraient, pour reprendre leur tonicité et leur animation vers la fin du repas: la nuit, enfin, il rêvait souvent à voix haute, se débattait au lit, poussait des cris, murmurait de vagues discours, ou même se levait à la façon des somnambules. Ses digestions étaient lentes, l'intestin paresseux, l'haleine du matin mauvaise.

Rien de plus banal, à coup sûr, ni de plus insignifiant en apparence que l'ensemble de ces symptômes. Presque tous nos enfants sont, plus ou moins, ainsi dans les moments de fatigue légère, et la plupart d'entre nous négligent de leur donner, pour si peu, les soins d'un médecin. En fit-on venir un, qu'il dirait vraisemblablement :

— Ce n'est rien du tout, c'est nerveux. »

Il se trouva que ce médecin-là n'attachait pas seulement d'importance à la rougeole ou à la diphtérie. Il connaissait, pour les avoir longuement observées, les maladies nerveuses de la seconde enfance et de la puberté. Il prit au sérieux sa tâche, et, conscient de la souplesse, de la ductilité de ces jeunes cerveaux, il entreprit toute une cure, qui vaut qu'on la rapporte avec quelques détails.

Quand Jacques lui fut amené, le premier soin du docteur X... fut de se renseigner sur l'état de son système nerveux et sur l'activité de sa nutrition.

Le sommeil agité, les rêves tapageurs, la distraction habituelle signifiaient une tendance à la névrose qu'on appelle hystérique; les douleurs à la nuque, la torpeur de l'appareil digestif, le teint brouillé, les traits tombants et la prompte fatigue du corps et de l'esprit indiquaient la neurasthénie. Çà et là la peau sentait mal le pincement ou la piqûre, il y avait un peu de distension de l'estomac, la pression du sang dans les artères était basse, et la force, mesurée au dynamomètre, inférieure à la moyenne.

L'analyse fut faite : elle révéla le passage d'un peu de bile dans le sang, des traces de fermentations anormales dans le tube digestif; on constatait encore de l'acide urique en excès, une notable déperdition des phosphates et des éléments salins.

Ainsi, chez cet enfant qui ne paraissait être en aucune sorte un malade, un examen soigneux révélait, non certes de graves lésoins, mais des troubles marqués de la nutrition, tandis que le système nerveux, insuffisamment affermi, s'orientait vers la mauvaise voie, ébauchait deux névroses, et promettait pour l'avenir de plus sérieuses misères.

Voici comment le docteur X*** institua le traitement.

Il s'occupa d'abord de l'hygiène corporelle. Par un régime alimentaire d'une extrême simplicité, il combattit la dilatation stomacale et les fermentations anormales. Il lui suffit, pour y parvenir, de supprimer les boissons fermentées, de prescrire des repas composés d'aliments faciles à digérer : œufs, poissons légers, maigre de jambon, viandes rouges bien cuites, viandes blanches, pâtes alimentaires, légumes secs en purées passées au tamis fin, salades cuites, crèmes cuites, fruits cuits; pain grillé froid, enduit de bon beurre saupoudré de sel gris, afin d'éviter l'amaigrissement que parfois provoque le régime. Comme boisson, de l'eau en quantité modérée au repas; un verre de lait au réveil, un verre de lait à dix heures, un à quatre heures, un autre au moment du coucher.

Pour accélérer la nutrition ralentie, des bains salés, des frictions quotidiennes au gant de flanelle imbibé d'alcool; et pour enrayer la déperdition excessive du sel et des phosphates, un tout petit peu d'arsenic ou de cacodylate au repas du matin.

Il prescrivit encore quelques minutes de gymnastique rationnelle vers la fin de la matinée, et, après le repas de midi, trois quarts d'heure de jeux au grand air.

Le résultat ne se fit pas attendre. En six semaines, Jacques avait augmenté de poids; sa poitrine, plutôt étroite, avait pris de l'ampleur, les joues s'étaient teintées de rose; le gringalet s'était affermi sur ses jambes. Les maux de tête s'espaçaient pour disparaître tout à fait; les analyses révélaient une vive accélération de la nutrition; ce jeune organisme mettait à vivre un entrain, de jour en jour plus évident.

Or, il se trouva qu'à mesure que s'avigourait son système nerveux et que s'améliorait sa nutrition, Jacques de Z... devint moins tardif au travail, plus actif à l'étude, moins dans le vague, moins distrait. Le sommeil de la nuit se fit plus profond, plus calme, plus complet, tandis que s'évanouissait cette sorte de somnolence où l'enfant semblait vivre une partie de ses journées; plus profondément endormi dans la nuit, il vécut mieux éveillé pendant le jour, et son travail s'en ressentit bien vite.

Certes, le jeune écolier restait encore malhabile; il manquait de méthode, il ne savait pas travailler; mais il apparaissait que son intelligence se clarifiait, que sa mémoire se précisait, que son attention se fixait un peu mieux, et que la tâche de chaque jour ne lui apportait plus l'ennui.

C'est alors que le docteur X..., voulant compléter sa cure, et joindre à cette hygiène physique une hygiène intellectuelle, fit demander au professeur de Jacques quelques minutes d'entretien.

Ce professeur était un fort brave homme, soucieux de bien faire et capable d'entendre un conseil sans trop de révolte. De prime abord, il s'étonna d'une intervention médicale en un cas qu'il avait grand'peine à envisager comme maladif; mais bientôt il comprit l'utilité de cette collaboration inusitée qu'on lui proposait, et, son consentement donné, il ne marchanda pas sa peine.

Pendant deux mois — pas davantage — il donna chaque jour une leçon supplémentaire, enseignant au gamin non plus des faits, mais la méthode, la manière de travailler; d'abord il l'entraîna à ne point musarder, à fixer sa pensée sans retard aucun, tout de suite, sur le travail à accomplir; il lui donna pour idée fixe la mise en train immédiate, la tâche faite d'une venue, sans complaisances pour les rêvasseries, pour les fantaisies de l'esprit; sous ses yeux, il le contraignit à ne point relever le front avant le point final; et Jacques fut émerveillé de voir que, en quelques minutes de travail intensif et d'attention soutenue, il avait fait plus de besogne utile qu'en une heure de demi-labeur entrecoupé de songeries. Son maître lui communiqua non point tant l'ambition de surpasser tel de ses camarades, que celle de se contenter lui-même, et que la joie d'aller au jeu avec le sentiment du devoir accompli.

Au bout de sept ou huit semaines, Jacques savait travailler seul; on put cesser de lui donner cette leçon suplémentaire. Et c'est ainsi que le bon pédagogue compléta l'œuvre du médecin, pour faire, d'un enfant nerveux et dénué d'entrain à vivre — de la vie de l'âme et du corps — un petit être résistant à la fatigue, trouvant de la joie au travail, et désormais capable de s'utiliser pleinement.

L'histoire que voilà très brièvement résumée n'est pas d'un intérêt aussi particulier qu'on pourrait croire. Dans les cartons des médecins que commence à passionner l'hygiène et la thérapeutique de l'esprit, s'accumulent de jour en jour des observations semblables, de plus en plus précises et concluantes. Pour mon modeste compte, j'en ai recueilli, depuis sept ou huit ans, tout un dossier qu'il faudra bien qu'un jour ou l'autre je me décide à publier, pour l'édification de mes confrères, presque tous sceptiques encore en matière de psychothérapie.

J'en puis donner dès maintenant les conclusions principales.

1° Chez l'enfant comme chez l'adulte, il est indiscutable que le physique réagit constamment sur le moral, et de façon assez marquée pour que soit légitime l'intervention du médecin, alors même qu'il ne s'agit en apparence que de remédier à la maladie de l'esprit.

2° Un grand nombre de mauvais ou de médiocres élèves, de qui la santé physique paraît être normale, apparaissent, à qui prend la peine de les examiner soigneusement, atteints de véritables maladies de la tonicité nerveuse et de la nutrition ; un praticien attentif constatera chez eux les signes caractéristiques de l'arthritisme, de la neurasthénie, de l'hystérie, du ralentissement de la nutrition, de la cholémie familiale [1] et autres auto-intoxications.

---

1. C'est le nom d'une maladie très fréquente, due au mauvais fonctionnement du foie et au passage dans le sang d'une quantité anormale de bile. C'est le Dr Gilbert, professeur de thérapeutique à la Faculté de médecine de Paris, qui a décrit cette maladie très répandue, qui s'accompagne de tout un cortège de troubles psychiques (obnubilation de l'esprit, ralentissement de l'activité volontaire, tendance à la mélancolie, etc.).

3° Cette relation entre les troubles fonctionnels de l'organisme et les troubles fonctionnels de l'esprit et du caractère n'est pas affaire de simple coïncidence : il s'agit bel et bien d'une relation de cause à effet. Nos observations réitérées montrent en effet qu'il est habituellement possible, au moyen d'une hygiène et d'un traitement appropriés, de donner ou de restituer aux enfants paresseux, inattentifs, violents ou indisciplinés, une activité cérébrale plus haute, une intelligence plus lucide, une mémoire moins paresseuse, une faculté d'attention moins fuyante, un caractère plus égal. Nous savons depuis bien longtemps que l'on obtient de pareils résultats thérapeutiques chez les adultes ; l'expérience montre qu'on les obtient plus aisément encore chez les enfants.

4° Incontestablement utile, cette thérapeutique purement médicale, qui remet pour ainsi dire à neuf et retrempe l'outil cérébral, serait assurément insuffisante, si l'on ne prenait soin de la compléter par une hygiène psychologique, par l'entraînement méthodique au travail, par la rééducation de l'attention et de la volonté, visant à rompre les mauvaises habitudes de l'esprit et à en faire contracter de meilleures. C'est affaire à l'éducateur ; mais un grand nombre de professeurs tireraient grand profit à prendre, sur ce point, conseil des médecins neurologistes, accoutumés, par profession, à conduire des cures autant morales que physiques.

XV

Une méthode de travail.

La classe d'une heure; enquête sur ses inconvénients. — La continuité de l'attention sur un même sujet multiplie la valeur du temps. — En fait de travail physique ou intellectuel, c'est la mise en train qui fatigue. — Les lois de la fatigue. — Observations cliniques. — L'institution de la classe d'une heure ne constitue pas un progrès.

C'est, à l'heure actuelle, une sorte de dogme fondamental que, pour reposer l'esprit des collégiens, et pour leur épargner le surmenage, il faille varier le plus possible les sujets proposés à leur attention. « Ayez grand soin de ne pas consacrer plus d'une heure à la même matière », disent expressément toutes les circulaires ministérielles.

Et cette conception de la fatigue scolaire et du moyen d'y remédier domine tout le régime actuel.

En fait, il devient habituel que, pour quatre

heures de classe, il y ait quatre professeurs différents, traitant de quatre sujets disparates. Est-
ce un avantage? est-ce un inconvénient? c'est là
ce que je voudrais rechercher maintenant.

Pour éclairer ma religion, j'ai fait à ma manière
une petite enquête, j'ai interrogé un certain
nombre de professeurs et, d'autre part, un certain nombre de lycéens entre douze et quinze ans.

En majorité, les professeurs m'ont donné à
entendre qu'ils considéraient leur tâche comme
d'autant plus difficile qu'elle était plus morcelée;
ils constatent, à l'user, qu'il leur est souvent
impossible de traiter à fond un sujet, même restreint, en soixante minutes, et il leur paraît plus
malaisé encore de captiver l'attention de jeunes
cerveaux qui viennent de travailler une heure
sous une autre direction.

Quant aux élèves, leurs réponses sont moins
concordantes, et cela pour plusieurs raisons.

Certains apportent à leurs études une parfaite
indifférence, que nul changement de système ne
saurait suffire à troubler. D'autres, les plus brillants, ont une souplesse d'esprit, un pouvoir
d'adaptation si merveilleux, — beau privilège de
leur âge, — qu'ils sont capables de retrouver leur
aisance au travail sous tel régime qu'on voudra.

Mais ces parfaits élèves, à peu près seuls intéressants pour la plupart des professeurs, parce qu'ils font leur gloire et remportent des prix, sont moins intéressants pour nous; ils se tirent toujours d'affaire, quitte à donner le maximum de leur valeur intellectuelle sur les bancs du collège, et à ne plus valoir grand'chose quand aura sonné l'heure de la lutte pour l'existence.

C'est le gros de la classe, ce sont les élèves de force moyenne ou médiocre qui méritent vraiment de retenir notre attention; ce sont ceux-là qui ont besoin qu'on leur vienne en aide, c'est pour ceux-là qu'il nous faut travailler à améliorer les conditions actuelles de l'enseignement et de l'éducation.

Ceux-là précisément, s'ils sont intelligents, s'avouent fort désorientés par le régime du morcellement du travail.

C'est que cette méthode, considérée comme moins fatigante, comporte, non seulement, comme je disais tout à l'heure, quatre sujets d'études différents, mais encore quatre méthodes diverses, quatre tournures d'esprit, quatre disciplines, quatre changements de direction, quatre remises en train, quatre adaptations du semeur au terrain.

Or, quel est l'état d'âme, quelle est la psychologie de ces cerveaux d'enfants légers, mais non sans bon vouloir, qui font le gros de la plupart des classes? Essentiellement, il consiste en un faible pouvoir d'abstraction, en une pauvreté de l'attention, soit qu'il s'agisse d'assimiler ce qu'on enseigne, soit qu'il faille le recréer au cours d'un devoir personnel. Chez eux, l'attention s'émeut avec lenteur; il leur faut une mise en train, un échauffement progressif de l'esprit, si bien que leur attention n'est pleinement captivée qu'au moment où la cloche sonne l'heure d'un nouvel effort, dans une autre direction et sous une autre impulsion. Or, il est actuellement démontré que, pour les hommes comme pour les bêtes, la somme de fatigue est proportionnelle au nombre des mises en train. Ce qui éreinte et rend vite fourbus les attelages de nos compagnies d'omnibus, ce n'est point de traîner sur le rude pavé des voitures pesantes chargées de voyageurs; mais ce sont les arrêts fréquents et les efforts souvent réitérés pour la remise en route. Comparaison dont on s'étonnera mais qui demeure juste, le travail étant un dans toute la nature, et ses lois identiques, qu'il s'agisse d'efforts musculaires ou d'efforts intellectuels.

Interrogez un écrivain doublé d'un journaliste, un faiseur de livres que les nécessités de la vie contraignent une ou deux fois par semaine à rédiger un article pour les journaux ou les revues; demandez-lui ce qui, dans son double métier, le fatigue le plus? Huit fois sur dix il répondra : « C'est l'obligation de quitter ma besogne de longue haleine, de rompre avec mon idée fixe, de délaisser les personnages que je crée et que je fais vivre, — pour un travail tout différent, pour chercher un sujet d'article et pour le traiter sur le ton tout spécial que lui convient. Le changement, loin de me délasser, me cause une grande usure cérébrale, et la remise en train de mon volume est plus pénible encore. »

Lorsque je me suis efforcé, dans mon essai sur *La Médecine de l'esprit*, de fixer quelques unes des règles de l'hygiène intellectuelle, mes recherches historiques, mes observations et mes expériences personnelles m'ont conduit à écrire : « La mise en train, voilà vraiment la seule tâche lourde, le seul moment pénible; et la continuité du travail sur le même sujet comporte, au lieu d'épuisement, la joie de l'action, de l'équilibre reconquis, des forces légitimement dépensées. Chacun des grands laborieux qui se sont illustrés dans les lettres ou dans l'histoire, s'arrangeait pour n'avoir qu'une mise en train par ouvrage; seules, les premières pages coûtaient une fatigue, exigeaient un effort, le reste allait d'un train paisible et soutenu. L'Italien Mosso a dit avec justesse : « La continuité de la pensée sur un seul objet multiplie singulièrement la valeur du temps ». Voilà la plus sage devise, c'est là qu'il faut chercher la force. Cette mise en train si pénible grâce à quoi nous travaillons mal la première heure, alors que tout nous vient si aisément quand le cerveau s'est échauffé, ce mauvais moment du départ que les travailleurs par à-coups retrouvent à chaque nouvelle tentative, les plus puissants de nos écrivains se sont avisés de le réduire au minimum.

Sans doute il n'est pas tout à fait légitime d'identifier *a priori* le cerveau d'un enfant de douze ans à celui d'un homme de quarante, et je craindrais fort d'affirmer par simple analogie que la pensée d'un écolier doit être exactement soumise aux mêmes règles d'hygiène que celle d'un écrivain en pleine maturité; mais l'expérience que voici me paraît assez probante.

Un précepteur intelligent, chargé, dans une famille en même temps très opulente et quelque peu dégénérée, de l'éducation d'un enfant maladif et retardataire, me dit un jour, de son élève, cette chose qui m'a donné à réfléchir : « Il ne supporte point de longues séances de travail et, d'autre part, c'est seulement vers la fin d'une classe qu'il commence vraiment à s'éveiller de sa torpeur; l'heure écoulée, je lui donne un peu de repos; nous reprenons ensuite sur une autre matière, et cette fois encore son cerveau ne s'allume, son attention ne s'entraîne qu'au moment même où il va falloir en finir. Comment sortir de cette impasse? »

Fort de mon expérience personnelle et me souvenant de ce précepte de Mosso que je viens de citer, voici ce que je conseillai. Il fut convenu que chaque matinée serait consacrée tout entière à un même sujet d'étude poussé très à fond en trois heures de classe, chaque heure étant séparée de la suivante par cinq ou six minutes de récréation au grand air. Le lundi, par exemple, on faisait la classe latine : la première heure se passait à enchaîner la leçon actuelle avec la leçon précédente, brièvement reprise; on traduisait un passage nouveau de l'*Énéide*, par exemple, dont quelques vers étaient appris par cœur. Après un moment de repos pendant lequel on renouvelait l'air de la chambre d'étude, l'élève reprenait sur le même sujet, et récitait les vers appris quelques instants plus tôt. En guise de délassement, le précepteur se mettait alors à raconter ce qu'on sait de la vie du « chanteur de Mantoue » ; il intéressait son disciple à la personne même de Virgile, et l'initiait à son âme charmante, si bien que le jeune garçon se prenait à l'aimer et à vouloir le mieux connaître, bien loin de le considérer comme un de « ces affreux bonshommes que l'on tire de la nuit des temps pour en assommer la jeunesse ». La troisième heure venait vite. De nouveau détendu par quelques instants de repos, l'élève acceptait, avec un entrain chaque jour plus marqué, de rédiger un thème où il s'agissait de mettre en pratique certaines règles fondamentales, ou de reproduire certaines tournures latines dont on venait de lui donner des exemples. D'abord un peu dormeuse, son attention s'éveillait de minute en minute et se multipliait, pour ainsi dire, du seul fait d'être toujours tendue vers le même sujet. Cette classe de trois heures devint bientôt plus fructueuse que n'avaient été jusqu'alors dix heures d'études latines éparses dans une semaine. Le jour suivant, même méthode appliquée à l'étude du *Cid*

ou de l'*Horace*, récit animé et vivant de l'existence de Corneille, de ses triomphes, de ses tri-
bulations, de ses fières luttes, de la décadence de
son génie, de sa fin pauvre et délaissée. La pho-
tographie des statues de David et de Falguières
aidait l'écolier à se représenter la figure du vieux
tragique; des passages entiers étaient lus, com-
mentés, appris et récités avec des intonations
d'abord bien approximatives, mais dont se précisait peu à peu la justesse. En trois heures, cet
adolescent, que l'on eût cru très médiocrement
doué, finissait cependant par sortir de lui-même,
par s'évader de sa torpeur; et voilà qu'il ne se
contentait plus des banalités qu'on rabâche, mais
qu'il s'intéressait pour tout de bon à sa besogne,
et qu'il prenait le goût d'aller au fond des choses,
de creuser un sujet, et de comprendre tout à fait.
Un de ses anciens maîtres, s'amusant à l'interroger, fut stupéfait de la tournure toute nouvelle
qu'avait prise ce jeune esprit.

En histoire, en langues vivantes, en arithmétique et en géométrie, ses progrès furent considérables. Naturellement peu enclin à l'étude, con-
sacrant au travail moins de temps qu'on n'a coutume de le faire, il apprenait beaucoup de choses
et les retenait sans fatigue. Sa figure d'écervelé,

de perpétuel distrait, prenait une expression plus reposée, plus réfléchie, et peut-être gardera-t-il, pour tout le reste de sa vie, quelque chose d'une méthode, utilisable quoi qu'il soit conduit à faire.

Au surplus, n'ai-je point inventé cette façon de procéder : elle a été maintes fois et systématiquement employée dans nombre d'écoles anglaises, et a donné, dit-on, les meilleurs résultats. Il me souvient d'avoir connu, non pour mon usage personnel, le directeur d'une de ces écoles, d'une de ces boîtes, comme on dit au quartier Latin, où l'on surchauffe, en vue du baccalauréat, les élèves dont les professeurs de lycées ont coutume de dire qu'il n'y a rien à faire d'eux. Ce directeur n'avait assurément rien d'un grand éducateur, mais il possédait à un haut degré le sens pratique, et il connaissait son métier.

Or, sa méthode consistait précisément à éparpiller le moins possible l'attention de ses pensionnaires : le lundi, le mardi et le mercredi, on ne faisait absolument rien que du latin et du français; le vendredi et le samedi étaient consacrés aux langues vivantes, à l'histoire, à la géographie et aux mathématiques. Grâce précisément à la continuité de l'attention sur un unique objet, des jeunes gens qui, au lycée, ne supportaient pas deux heures de travail suivi, en venaient promptement et sans surmenage, à apprendre en huit mois plus de choses qu'ils n'en avaient emmagasinées en huit ans de collège. Je sais bien que ce sont de mauvaises études, hâtives et bâclées, mais à tout prendre, une fois entrés dans la vie, ces jeunes gens n'en savent pas beaucoup moins que les autres, et j'en connais qui ont gardé de cette année de surchauffage l'habitude, après tout utile, de travailler vite, et de demeurer, sans fatigue, longtemps attelés à la même besogne.

Des quelques faits que je viens de brièvement résumer, on peut tirer, je pense, une conclusion pratique. Il me paraît tout à fait évident que, pour les enfants et pour les jeunes gens doués de facultés d'attention médiocres, il faut considérer comme tout à fait regrettable la méthode qui consiste à morceler le travail à l'excès, à les contraindre à de trop fréquents changements de matières, de professeurs, de directions. C'est là, à tout prendre, l'école de l'étude superficielle. J'avoue que, pour mon compte, je voudrais que, au moins jusqu'à la classe de seconde, un maître fût chargé de tout l'enseignement; l'unité de culture y gagnerait incontestablement, et la fatigue des jeunes cerveaux en serait amoindrie.

Évidemment, cela ne serait guère possible qu'à la condition d'avoir des classes peu nombreuses, et c'est là la première, la plus urgente de toutes les réformes. Cela nous donnerait un enseignement secondaire un peu moins relevé, un peu moins transcendant; mais s'il est un reproche à faire à nos professeurs de lycées, c'est justement de n'être pas tout à fait assez terre à terre, et de faire des cours un peu comme en Sorbonne.

Pour ce qui est de la répartition des heures, je voudrais qu'une expérience comparative fût tentée.

Ne pourrions-nous pas demander au très distingué directeur de l'enseignement secondaire de faire, dans un lycée de Paris et dans deux ou trois lycées de province, l'essai loyal de la méthode qui consiste à maintenir l'attention des élèves pendant plusieurs classes consécutives, sur la même matière, en laissant après chaque heure de travail soutenu, cinq minutes de suspension pour donner aux enfants le temps de s'étirer un peu, tandis qu'on ouvrirait, pour renouveler l'air, les fenêtres de la classe? L'épreuve vaudrait assurément d'être tentée, et pour ma part je penche à croire à des résultats instructifs.

XVI

Une méthode de travail.

(*Suite.*)

Conditions diverses qui permettraient de rendre le travail de nos écoliers moins fatigant, moins ennuyeux et moins superficiel. — Inconvénients des classes trop nombreuses et des professeurs trop spécialisés. — Un professeur pour dix ou douze élèves. — Les professeurs adjoints. — Moyens pratiques de faire face aux dépenses nécessitées par cet accroissement du personnel.

Les organisateurs du congrès d'hygiène scolaire de 1903 avaient pris soin d'inscrire à son programme un certain nombre de questions de la plus réelle importance et du plus pressant intérêt : — *Valeur du travail du matin et de l'après-midi*; *La nécessité du repos*; *Répartition des heures de travail* — qui furent traitées avec infiniment de précision, d'éloquence et de tact par MM. Doléris, Gory et Marcheix, rapporteurs. Je demande la permission de n'y pas revenir, estimant n'avoir pas grand'chose à ajouter à ces excellentes monographies, que mes lecteurs pourront trouver *in extenso* dans le volume qui contient le compte rendu du congrès [1].

Je voudrais simplement ici pousser un peu plus loin les idées entamées dans le chapitre qui précède, et dire quelles conditions, aujourd'hui encore trop négligées, permettraient de rendre moins fatigant, plus facile, moins superficiel et moins ennuyeux le travail de nos fils sur les bancs du collège.

Parmi les grosses ou menues réformes qu'il me paraît utile de proposer à ce sujet, quelques-unes me semblent être réalisables dès maintenant, sans trop de détail ni de frais; d'autres, plus compliquées, ne peuvent être réclamées que pour un avenir plus lointain. Mais toutes me paraissent devoir être prises en considération, parce que toutes concourent au même but, celui-là même que se proposent les réformateurs de notre enseignement secondaire, à savoir : donner aux jeunes Français des générations futures une culture suffisante, et le faire sans surmenage.

Le premier et le plus sensible des inconvénients actuels, c'est à coup sûr l'encombrement des classes.

1. Masson, éditeur, 1904.

J'ai déjà dit combien mal orientée me semblait être la direction générale donnée aux études dans nos établissements d'enseignement secondaire, laïques ou religieux.

Presque toujours, le maître se contente de faire avec ses élèves connaissance sommaire, et de les classer dans son cœur selon leurs mérites les plus apparents, c'est-à-dire selon le degré d'attention qu'ils prêtent à l'enseignement, et selon le degré de perfection qu'ils apportent à débiter leurs leçons orales, à faire leurs devoirs écrits, à rédiger leurs compositions.

L'année se passe à punir et à tourner en ridicule les mauvais élèves, à seconder mollement les élèves moyennement doués, et à concentrer tout l'effort sur ceux qui doivent triompher au jour de la distribution des prix. Le professeur pense bien faire en agissant comme ses prédécesseurs et ses maîtres ont agi de tout temps, et sa conscience, insuffisamment dressée à embrasser toute l'étendue de son devoir, ne lui reproche rien. Eût-il quelques velléités de remords qu'il les étoufferait sous cette considération, d'ailleurs très légitime, que sa classe est bien trop nombreuse pour qu'il lui soit possible de s'occuper, comme il faudrait, d'une quarantaine d'élèves, ayant chacun ses tendances, ses capacités intellectuelles, son caractère personnel.

C'est bien là, à n'en pas douter, la réforme capitale qui s'imposerait la première. Tant qu'une classe se composera de plus de dix à douze élèves, l'égalité devant l'enseignement ne sera qu'un vain mot.

Des classes peu nombreuses, des professeurs qui, pour mieux connaître leurs élèves, les suivraient pendant plusieurs années, voilà deux conditions essentielles à la pleine utilisation de ces jeunes cerveaux qui ne se développent qu'à demi, parce que le maître chargé de leur culture n'entre jamais en intimité avec eux. Une fois par semaine, il pose une interrogation, donne une note; après quoi le gamin, à peu près sûr de n'être pas, de plusieurs jours, remis sur la sellette, endort son attention, et ne se complaît plus qu'en de vagues rêvasseries.

Sans doute, un tel projet entraînerait de grosses dépenses, et le moment ne semble pas heureusement choisi pour grever le budget. Mais, pour péremptoire qu'elle paraisse, cette objection n'est pas insoluble.

La conception qui a présidé jusqu'à ce jour à toutes les délibérations sur la réforme de l'enseignement secondaire, est celle du collège à bon marché, mis à la portée des fortunes les plus modestes — en attendant le jour béni de la gratuité. L'enseignement classique, qui élève socialement les hommes et les conduit aux professions libérales, doit être ouvert à tous, et les plus pauvres y doivent avoir accès.

Ainsi le veut l'idée républicaine. Elle n'est pas sans générosité.

Et cependant, dans un pays comme le nôtre, où les professions libérales sont déraisonnablement encombrées au détriment des professions essentielles à la vie d'un peuple, je ne verrais pas, pour ma part, de bien graves inconvénients à ce que le lycée coûtât cher.

La gratuité des écoles commerciales, industrielles, professionnelles, rien de mieux! Mais pourquoi, s'il vous plaît, la gratuité du lycée? Multipliez les bourses, distribuez-les à ceux qui, nés pauvres, donnent des marques indiscutables d'un goût très vif pour les études classiques. Mais conduisez les pères de la bourgeoisie française à faire un peu moins de ces économies destinées à permettre à leurs fils de vivre plus tard en oisifs, et à dépenser un peu plus en vue de leur fournir des armes pour la lutte, en leur procurant une éducation de premier ordre. Il me semble que si l'année scolaire de nos garçons, au lieu de nous coûter 4 à 500 francs, nous en coûtait 2 ou 3 000, nous serions un peu moins nonchalamment indifférents à la façon dont on les mène. Rien n'est humain comme d'attacher peu de prix à ce qui ne coûte pas cher.

Et voyez comme déjà prospèrent les nouvelles écoles libres, complémentaires du lycée, où l'on donne aux enfants ce que ne peut leur donner le collège : la classe intime, l'éducation personnelle, avec le constant souci de l'hygiène physique, intellectuelle et morale, de chaque élève. Il y a dix ans, il n'y avait, en dehors des grands établissements, que des « boîtes à bachot », en général assez médiocres et ne se proposant qu'un but peu relevé. Tout cela change, évidemment. Çà et là, à la campagne et à la ville, se créent d'excellentes maisons qui coûtent cher, comme tout ce qui est restreint, et qui correspondent à ce souci d'éducation individualiste dont nous avons, à plusieurs reprises, parlé.

L'Université aurait tort de se désintéresser de ces écoles. De plus en plus il faudra compter avec elles, parce qu'elles répondent à un besoin du temps présent. Si l'Université se refusait à les envisager comme un utile complément, elles pourraient bien devenir pour lui, tôt ou tard, d'assez redoutables rivales.

L'organisation actuelle, qui entasse beaucoup trop d'élèves dans une seule division, leur donne en même temps trop de maîtres divers. De trop bonne heure, les mathématiques, les sciences naturelles, l'histoire, la géométrie leur sont enseignées par des spécialistes, et, qui pis est, par des spécialistes distingués, qui n'adoptent pas sans efforts le ton élémentaire, et qui apportent naturellement — alors qu'il s'agirait d'initier au rudiment des enfants de huit à seize ans — des qualités et des allures de professeurs de Faculté.

Si je ne craignais d'être mal compris, je serais tenté de dire qu'en France les maîtres de l'enseignement secondaire sont de trop grands savants et de trop grands seigneurs. J'entends que, leur classe achevée et faite d'un peu haut, ils quittent le collège, regagnent leur logis pour y corriger des copies, ou pour y préparer le doctorat ès lettres. En vérité, ils ne vivent pas avec leurs élèves; ils ne partagent point leur existence assez pour connaître à fond les tendances, les qualités et les travers de chacun d'eux. Aussi nos classes de lycées manquent-elles de cette familiarité, de cette intimité quasi-familiale dont beaucoup d'enfants ne se passent pas sans dommages.

Deux fois, trois fois ou même quatre fois par jour, nos fils changent de professeur, sous prétexte de « matières diverses », alors que jusqu'à la classe de seconde, un même maître pourrait tout enseigner — langues vivantes exceptées — avec une très suffisante compétence.

Or, quand ces malheureux gamins quittent, abasourdis, ces classes où des maîtres divers leur ont appris par des méthodes différentes, des choses dissemblables, ils entrent en étude, et là, sous la surveillance, habituellement tâtillonne et malhabile, d'un homme qui ne leur en impose ni par son savoir ni par son éducation, il leur faut s'entraîner, sans direction aucune, à l'effort personnel. Ils rédigent des devoirs et ils apprennent des leçons.

Sans doute il est fort bien de les contraindre à faire par eux-mêmes, à tirer quelque chose de leur propre fonds et à appliquer les règles apprises le matin. Encore faudrait-il leur mettre les outils en mains, et les accoutumer, et les entraîner au travail personnel qui, pour beaucoup d'entre eux, ne s'apprend pas de soi. Ici encore, tout l'avantage est pour ces consciencieux bûcheurs qui atteignent, de dix à vingt ans, le point culminant de leurs facultés d'attention, et qui connaissent, sur les bancs du collège, le beau moment de leur activité d'esprit.

Mais pour ces élèves moyens, intelligents déjà, encore que fréquemment distraits et plus lents à mûrir, qui composent la moyenne intéressante de nos classes, comme il serait utile de leur fournir pendant l'étude un guide, à qui ils pourraient demander un conseil en face d'une difficulté où ils se butent.

On interdit aux lycéens de s'entr'aider pour leurs devoirs. On veut, par-dessus tout, éviter qu'ils tiennent entre eux des propos de dissipation. Faute d'une surveillance suffisante, on condamne ces malheureux à l'absurde et à l'inutile silence. Dans un local de dimensions restreintes, où il n'y aurait qu'un petit nombre d'élèves, et qui seraient convenablement surveillés, ce travail à deux ou à trois, cette collaboration à mi-voix — où le plus fort entraînerait le plus faible, où le plus débrouillard émoustillerait le plus balourd — pourrait être infiniment agréable et fructueuse.

Dans beaucoup d'écoles d'Allemagne, on tourne

la difficulté d'une manière ingénieuse. Les études proprement dites y sont réduites à peu de choses; on n'y fait guère qu'apprendre ses leçons. On rédige ses devoirs en classe, le professeur étant présent et toujours prêt à donner un avis, à répéter une explication insuffisamment entendue, à entraîner au travail personnel le jeune élève malhabile.

Ne serait-il pas souhaitable que le corps enseignant de nos lycées, mieux rétribué qu'il ne l'est, et moins surchargé de travail par la correction des copies, fût, en revanche, astreint à faire lui-même la surveillance des études, ou tout au moins à organiser des classes-études destinées à apprendre aux enfants comment on travaille sans musarder, sans s'ennuyer et sans se fatiguer, promptement, agréablement, avec cette sorte de joie que communique l'intensité même de l'attention.

J'entends bien les objections : nos pauvres professeurs déjà surchargés de travail seraient encore astreints à surveiller l'étude! Quand donc auraient-ils le loisir de travailler pour eux? quels moments leur resterait-il à consacrer à leur famille? J'admets certes, bien volontiers, que tous ces braves gens aient le droit d'être mariés, d'avoir des enfants et de consacrer à la vie de famille une partie de la journée. Je crois, pourtant, qu'en leur donnant des appointements honorables, on pourrait bien obtenir d'eux une présence un peu plus longue au milieu de leurs élèves. A supposer que ce soit impossible, voici ce que je proposerais :

1° Multiplier leur nombre, afin que chacun d'eux n'ait, sous sa direction, que douze à quinze élèves.

2° Adjoindre à chaque professeur titulaire un professeur adjoint, plus jeune et d'allures plus modestes, suffisamment instruit, cependant, pour que sa collaboration fût efficace. Ce professeur adjoint serait chargé de la surveillance des études; ses attributions comprendraient l'enseignement pratique de la méthode de travail. Il viendrait au secours des faibles, compléterait par des explications plus élémentaires, par des redites, l'enseignement, plus relevé, du titulaire. Il remplirait enfin, auprès des élèves les moins brillants de la classe, ce rôle si utile que jouent, dans nos écoles de médecine, les chefs de clinique, les internes et les « moniteurs ».

Mais, pour réaliser ce double programme révolutionnaire, il faudrait à tout prix que l'étude ne fût pas plus encombrée d'élèves que la classe : de douze à quinze élèves, au maximum. C'est ce progrès essentiel qui commande les autres. Tant que nos classes et nos études ne seront que de grandes étables à troupeaux, on aura quelque peine à y former des hommes, des individualités conscientes, libres et volontaires. Plus de la moitié de ce qui se dira d'utile à retenir sera perdu pour plus de la moitié de l'auditoire, alors qu'il est facile de maintenir en état d'attention permanente un groupement d'une douzaine de jeunes esprits.

XVII

Les vertus de l'émulation.

Critique de l'émulation. — Sentiments peu recommandables qu'elle développe souvent. — Définition du bon élève. — De la suppression du concours général. — Les distributions annuelles de prix dans les lycées. — Ce qui importe, ce n'est pas tant de distancer ses camarades que de se surpasser soi-même.

« L'émulation, voilà, pour nos collégiens, le meilleur stimulant. »

Cette pensée, combien de fois ne l'avons-nous pas entendu exprimer. Elle appartient à la catégorie de celles dont l'évidence est si notoire qu'on les peut ressasser de confiance, et sans jamais prendre la peine d'en vérifier la justesse. Elle consacre une tradition dont nul ne songe, en France, à mettre en doute l'excellence, et qui consiste à multiplier les compositions, les concours, les distributions de prix, et ces mille moyens dont dispose, pour s'assouvir, notre amour déréglé des classements et des hiérarchies.

Nous qui ne craignons pas de rompre avec les routines de notre esprit, ayons une fois de plus le courage de nous demander si, là encore, tout est pour le mieux dans le meilleur des mondes, et de descendre au fond de ce beau mot « l'Émulation », pour regarder ce qu'il y a dedans.

C'est, à coup sûr, un phénomène très répandu dans la nature que celui qui consiste à se piquer au jeu, et à vouloir distancer un rival. On le peut observer chez l'homme le moins civilisé, voire même chez les espèces animales : les lévriers et les chevaux de courses nous en donnent de beaux exemples.

Est-ce un signe de bien haute civilisation, et faut-il souhaiter qu'il règne sur le monde? C'est une vaste question, dont il ne nous appartient pas de disputer à cette place. Demandons-nous plus simplement s'il importe d'en faire, sur les bancs du lycée, l'emploi systématique.

Et d'abord, tout n'est pas très délicat ni très louable, dans ce sentiment qui nous porte, par exemple, à nous réjouir d'une faute commise par un compétiteur. Lorsque j'étais collégien, j'ai bien souvent entendu dire, j'ai probablement dit moi-même :

« Ah! si mon camarade un tel pouvait avoir commis quelque grosse étourderie, quelle chance pour moi!... »

J'ai vu de bons petits garçons naïvement se réjouir de la grippe ou de la scarlatine qui, pour un temps, éloignaient de la classe un dangereux rival, accoutumé à ne point laisser à d'autres les premiers prix. Touchante aurore de cette rosserie confraternelle que connaîtront plus tard dans son plein épanouissement ceux qui s'adonneront aux métiers libéraux.

Est-il bien utile vraiment de développer chez nos fils un si pressant amour des lauriers et des palmes? Le culte de la gloire, le goût de la notoriété est une qualité française que je n'entends pas dénigrer. Mais — outre que la gloire d'entendre son nom proclamé au jour de la distribution des prix, et de le lire en grandes capitales dans le palmarès annuel, n'est rien que d'assez mesquin — j'avoue ne ressentir qu'un médiocre enthousiasme pour cet entraînement méthodique à la vanité.

Expérience faite — et Dieu sait si nous la faisons depuis assez longtemps — il s'en faut de beaucoup que les forts en thèmes, qui ont remporté tous les prix, de la huitième à la philosophie, aient fourni au pays ses plus glorieux citoyens. Sans doute, il y a dans nos assemblées politiques, dans nos académies, dans les chaires de notre enseignement supérieur, quelques hommes très distingués qui eurent des prix au lycée. Mais combien d'autres, en revanche, parmi nos savants, nos écrivains, nos artistes, nos politiciens, nos grands industriels et les maîtres de notre commerce, ne furent que de médiocres potaches, distraits, mélancoliques, inégaux à eux-mêmes, plus fantaisistes et rêveurs que continuellement appliqués.

Et cela s'explique fort bien. Un bon élève de lycée n'est rien d'autre qu'un garçon bien portant, parfaitement équilibré, doué d'une intelligence attentive, malléable, soumise, acceptant indifféremment tout ce qu'on lui donne en pâture, ne manifestant point de prédilections, accomplissant à la perfection tout ce qu'on lui demande d'accomplir. Ces forts en thème ont des âmes impersonnelles, qui ne préfèrent rien à rien, qui donnent dès l'aurore tout ce qu'elles peuvent donner, et qui souvent gardent jusqu'à la mort la marque de la passivité docile. Ils font de merveilleux employés de bureaux, de parfaits bibliothécaires, des érudits quelquefois éminents, mais rarement des inventeurs, des chercheurs, des créateurs.

Dans tous les métiers de la vie moderne, le talent est fait d'originalité, de goût marqué pour quelque branche de l'activité humaine. Presque tous les hommes éminents, dans les professions d'art ou de négoce, ont des intelligences spécialisées, tardivement mûries. Contraintes au collège de s'appliquer à mille notions diverses, enfantines encore, sujettes à des distractions, à des rêveries où leurs tendances naturelles mûrissaient inconsciemment, elles ne donnaient pas grand'chose. Mais plus tard, quand il s'est agi de s'utiliser pleinement, pour les besognes d'un métier délibérément consenti, elles sont apparues tout à coup supérieures. La liberté dans le choix du travail, voilà ce qui les a brusquement fécondées.

Il est souhaitable qu'avant d'en venir là tous nos enfants soient astreints à des études générales, à une culture d'ensemble, mais je ne sens point de vive indignation pour ceux qui, dès le premier âge, ont des goûts déjà marqués, et aussi de naturelles répugnances. C'est l'indice d'un tempérament, et cela vaut qu'on le respecte.

La grande erreur commune à presque tous nos établissements d'enseignement secondaire, écoles libres ou lycées de l'Université, c'est de donner implicitement à entendre que le succès au collège n'est pas un moyen, mais un but, et que c'est là qu'il importe de se signaler. Les distributions de prix concourent à entretenir cette idée, fausse au premier chef. Le but de l'enseignement secondaire est lointain; il est, non pas de faire des lauréats de quatorze ans, mais de former des hommes aptes à vivre, à gagner le pain quotidien d'une famille, à rendre des services à la société, à participer de près ou de loin aux affaires publiques, à accroître leur bien personnel en même temps que le bien de tous. Cette noble fin des études, on la perd constamment de vue, pour ne donner son attention qu'à des succès immédiats, qui vraiment ne signifient guère.

Que nos enfants suivent, autrement qu'en traînards, la marche générale de leur classe, qu'ils se maintiennent dans une honorable moyenne, qu'ils se révèlent curieux de beaucoup de choses, particulièrement épris de quelques-unes, c'est là tout ce que nous pouvons raisonnablement exiger d'eux; qu'ils aient tous les prix de leur classe, cela n'importe pas.

D'ailleurs, à qui profite cette émulation? A coup sûr à bien peu d'élèves. Il sont là deux ou trois, à la tête des classes, qui luttent pour le premier rang, cherchent à se gagner de vitesse, s'efforcent de se dépasser. Les autres, après quelques efforts reconnus inutiles, renoncent bien vite à payer de leur personne dans ce tournoi. Disons, pour parler leur langage, « qu'ils s'en fichent un peu » de l'émulation. Ils font paisiblement et honnêtement leur besogne, avec entrain parfois, avec indolence souvent, au gré des variations de leur tonicité nerveuse. On les traite de médiocres, d'amateurs ou de fantaisistes, parce qu'ils ont leurs préférences, leurs moments de verve et leurs heures de somnolence. Ce ne sont point les plus mauvais esprits : ils le prouveront bien plus tard.

Certes, il est une émulation que je tiens pour efficace et qui porte ses fruits. C'est celle qui résulte du groupement, de l'étude en commun dans les classes point trop nombreuses, et composées d'élèves de force égale ou peu s'en faut. Elle n'a que faire de compositions solennelles ni de distributions de prix ; c'est simplement l'entraînement commun, la mise au pas, si je puis dire, des plus faibles par les meilleurs. Mais la concurrence la gâte. Il faudrait s'entr'aider et non pas s'espacer. Pourquoi des classements, pourquoi des hiérarchies, et pourquoi ce dédain nigaud des premiers pour les autres, ce gros rire de satisfaction niaise quand un élève trop distrait s'attire l'ironie du maître. Nous en viendrons un jour à vouloir des écoles où le travail se fera moins égoïste, plus fraternel, où les enfants s'aideront en étude, mettront, à deux ou trois, leur petit savoir en commun. Aucun d'eux n'y perdra et tous y gagneront. Ceux qui se montreront incapables de suivre, seront rendus à leur famille en vue d'une culture plus simple, plus rudimentaire, et les autres chemineront, sans rivalités inutiles, soigneusement maintenus à l'écart des compétitions vaniteuses.

Un ministre éclairé vient de nous supprimer le concours général. Cette décision est un acte de haut bon sens et de courageuse sagesse.

Beaucoup de professeurs, hypnotisés par l'espoir de voir couronner un ou deux de leurs élèves, ne pensaient qu'à ceux-là, et négligeaient les autres. Cela leur valait des faveurs et de l'avancement. Cet abus est chose abolie : il convient de s'en réjouir.

Mais n'en restons pas là. Dès maintenant, considérons que les distributions annuelles de prix n'ont plus de raison d'être. Beaucoup d'universités étrangères les ont dès longtemps abolies, estimant à bon droit qu'elles ne renseignent que très imparfaitement sur le mérite de beaucoup d'enfants, qu'elles exaltent la vanité de quelques-uns, découragent bon nombre d'élèves, qu'elles glorifient exagérément des qualités bien souvent médiocres, une heureuse mémoire, le manque d'originalité, une passivité bienheureuse.

On parle souvent d'injustices commises au baccalauréat, parce que tel élève, qui avait toujours eu tous les prix dans sa classe, vient d'échouer aux examens devant la Faculté. Ces surprenants échecs s'expliquent simplement : tel jeune esprit, qui excellait à reproduire de mémoire une leçon apprise, se trouble et se déroute alors qu'un examinateur avisé lui demande de faire preuve d'intelligence personnelle, de jugement et d'ingéniosité vraie. Quoiqu'en puissent dire les esprits qui ne savent rien concevoir que de traditionnel, la suppression des distributions de prix, loin d'abaisser le niveau général des études, contribuera à le rehausser. Les bons n'y perdront rien, les médiocres y gagneront.

J'ai toujours eu beaucoup de peine à croire à l'utilité des courses pour l'amélioration de la race chevaline. Elles font vivre les entraîneurs, amusent les badauds et passionnent les parieurs : rien de plus. Passe encore pour des poulains. Nous n'en voulons plus pour nos fils.

Ce que nous devons exiger d'eux, ce n'est point qu'ils distancent tel ou tel de leurs camarades, mais qu'ils se surpassent eux-mêmes, et qu'ils aient le goût du progrès d'aujourd'hui sur hier et de demain sur aujourd'hui. Il faut toujours vouloir se dépasser soi-même, cela seul est fécond. Et ce qu'il faudrait comparer, pour en tirer des encouragements, ce n'est point le mérite respectif des trente élèves d'une classe, mais la valeur actuelle de chacun d'eux, par rapport à ce qu'elle était au début de l'année. Rien ne serait plus précieux pour un enfant que de toucher du doigt, grâce aux éloges de son maître, les progrès accomplis par lui; rien ne stimulerait mieux son désir de mieux faire encore.

TROISIÈME PARTIE

LA VIE MORALE

———

XVIII

L'enseignement de la morale.

La morale idéologique et les manuels du civisme. — La morale héroïque; les grands exemples de l'histoire. — La morale usuelle, pour remplacer celle du catéchisme. — L'enseignement de la morale n'exige pas de cours ni de professeurs spéciaux. — Conditions d'un bon enseignement de la morale.

Les esprits éminents et les hommes de bien que préoccupe le problème de l'éducation nationale parlent beaucoup en ce moment de faire figurer en meilleure place l'enseignement de la morale dans les programmes des lycées. Il est question d'exiger, aux examens du baccalauréat, des interrogations spéciales sur les droits et sur les devoirs d'un homme de ce temps dans un pays civilisé.

J'y souscrirais bien volontiers, et comme moi bien d'autres pères de famille, s'il n'y avait à craindre que cet enseignement ne prenne bientôt une allure toute théorique et doctrinale, plus philosophique que pratique, plus près de l'idéologie que de la vie au jour le jour. Ne serait-il pas regrettable qu'une pareille tentative n'aboutît, en fin de compte, qu'à mettre aux mains de nos enfants quelque manuel de civisme ou quelque vague catéchisme du bon républicain!...

Prise à ce point de vue, la morale que l'on enseigne depuis longtemps, depuis toujours dans nos collèges, est assurément suffisante. Les cours d'histoire et les « Morceaux choisis » regorgent de récits héroïques. Cincinnatus, Mucius Scævola, Lucrèce et la mère des Gracques, le chevalier Bayard, le chancelier de L'Hospital, le grenadier La Tour d'Auvergne, et mille autres, dans tous les temps et par tous les pays, sont là pour nous apprendre le mépris des richesses, le dédain de la mort pour le seul amour du devoir.

De tant d'exemples magnifiques vient, à travers les âges, un souffle de généreuse ardeur, de salutaire exaltation dont il faut se garder d'atténuer la force. Par ces temps un peu plats d'égoïsme et d'indifférence à tout ce qui n'est pas notre intérêt immédiat, un peu de grandiose n'est pas à dédaigner; l'émotion par le sublime est un bon coup de fouet pour nos bourgeoises veuleries.

Mais elle a l'inconvénient des choses insolites, d'effet puissant et peu durable. Les actions très hautes, les beaux élans, les grands sursauts de l'âme sont, en somme, exceptionnels, et l'on n'est pas tous les jours héroïque. Il faut vivre pourtant sa vie quotidienne, faire face aux tourments qui usent l'énergie, surmonter de menus obstacles, vaincre son indolence, apaiser son impatience, persévérer dans l'entreprise, avoir raison de ses timidités, créer une famille, élever des enfants. Ce sont là des devoirs, c'est là une morale, plus universellement, plus constamment utile que la grande. Le sacrifice de soi-même pour une noble cause, voilà qui est superbe assurément; mais la culture de soi-même, le constant souci de devenir meilleur et de mieux s'employer, le soin perpétuel de s'utiliser pleinement, voilà qui est plus précieux encore. C'est cela cependant que l'on n'enseigne pas; c'est cela qui ne paraît pas devoir figurer en bon rang dans les programmes projetés.

C'est de la petite morale, de la morale au jour le jour. On la néglige parce qu'elle apparaît quelque peu mesquine et terre à terre aux yeux de ces universitaires trop nourris d'héroïsme classique; parce que d'aucuns pensent que cela va de soi et ne s'enseigne pas; et aussi parce que jadis cette morale faisait partie du catéchisme et s'apprenait, tant bien que mal, au cours de M. l'aumônier.

Mais voilà que tout est changé, l'enseignement de nos écoles est neutre; il respecte la foi religieuse sans l'enseigner, et l'on supprime du même coup l'ensemencement des jeunes esprits par ces mille préceptes de morale usuelle que donnent les livres pieux. Je reconnais bien volontiers qu'ils parlaient çà et là un langage un peu puéril, que leurs enseignements n'étaient pas toujours en accord avec ceux de la critique historique et de l'exégèse modernes, et qu'ils s'occupaient plus de faire des élus au ciel que de vigoureux citoyens bons à lutter pour l'existence; on y apprenait trop la résignation et pas assez l'énergie combative. Faisons mieux que le catéchisme, mais ne faisons pas moins que lui.

Sans y mêler le dogme, il est une morale qui se doit enseigner, non pas comme on enseigne une doctrine en philosophie, avec des arguments de dissertation, mais bien plutôt comme on propage les vérités du cœur humain, celles aussi de l'expérience et de la raison pratique.

C'est quelque chose, certes, que de civiliser nos fils en meublant leur cerveau d'un bel ensemble de connaissances littéraires et scientifiques qui les élève au rang d'êtres vraiment humains. Mais est-ce un devoir moins sacré que de leur apprendre à ne pas gaspiller leurs forces, à se créer une âme fière, à s'épargner quelques souffrances vaines et à ne pas faire souffrir autour d'eux, à prendre conscience enfin de ce très grand devoir qui consiste à se préoccuper non seulement de sa propre vie, mais de celle de sa descendance qui fatalement en découle.

Une idée regrettable entre toutes serait celle de donner aux élèves de nos lycées un professeur de plus, spécialement chargé d'enseigner la morale, faisant un cours, exigeant des rédactions et distribuant des pensums, prescrivant, pour punir quelque faute d'attention, de copier cent fois un brelan de maximes tirées des bons auteurs.

La morale usuelle doit s'enseigner au jour le jour, en guise de repos, entre deux exercices classiques, elle doit naître spontanément à propos d'une phrase rencontrée dans un texte ou, mieux, encore, à propos d'un petit fait de la vie de collège, au sujet d'une querelle, d'un accès de colère, d'une crise de paresse ou d'un mensonge constaté. Il faut que chaque professeur en ait le souci perpétuel et qu'il ne manque pas une occasion de prêcher la bonne parole.

Or, il se trouve précisément que rien n'apparaît plus redoutable à la plupart des maîtres que de paraître sermonner. Ils n'osent pas rompre avec les usages courants, adopter une manière nouvelle parce qu'ils craignent le ridicule, parce qu'ils savent qu'ils ont devant eux une trentaine de gamins aisément ironiques, prompts à l'éclat de rire. Rien n'est fâcheux comme une parole malencontreuse, trop inattendue, mal amenée, et qui déride bruyamment tous les bancs d'une classe.

Je discerne fort bien l'écueil, et je sais qu'il faut du courage pour le braver. Mais je sais aussi qu'un professeur passionnément attaché à son œuvre, sachant intéresser toujours son petit monde, affectueux en même temps et ferme, débonnaire à bon escient, énergique quand il le faut, obtient tout ce qu'il veut, et peut arriver à tout dire. C'est un effort à faire au commencement de l'année, après quoi tout ira de soi.

Certes, les classes actuelles, qui ne dépassent pas une heure de durée, se prêtent mal à ces sortes de tentatives. Mais on peut espérer qu'elles seront tôt ou tard condamnées, qu'on en verra bientôt en haut lieu tout l'inconvénient qui est d'abord de s'opposer au développement graduel de l'attention (possible seulement par continuité du travail sur la même matière), ensuite d'empêcher toute intimité vraie entre le maître et les élèves, et de rendre trop rares ces moments d'utile répit où trouvent place les conseils de la sagesse au jour le jour.

Nos classes actuelles sont aussi trop nombreuses pour que se puisse faire avec utilité cette morale qui ne saurait être efficace que si elle est individuelle. Un professeur a trente ou quarante élèves; il ne les voit qu'en classe : où prendrait-il le temps et le moyen de corriger celui-ci de sa timidité maladive, tel autre de sa tendance à mentir pour s'excuser de quelque peccadille, celui-là de son inactivité excessive, de sa brutalité native ou de la peur exagérée des coups?

On dit que les Jésuites sont d'habiles manieurs d'âmes, qu'ils savent capter le mieux du monde l'esprit et le cœur des enfants élevés à l'ombre de leurs maisons. C'est simplement qu'ils ne croient pas leur mission finie quand ils ont enseigné. Ils voient constamment leurs élèves, les font appeler pendant l'étude pour des causeries fréquentes, affectueuses, tout intimes ; ils se donnent la peine d'étudier leurs caractères, de comprendre leurs tendances naturelles, de les développer ou de les combattre. Mal dirigée ou poussée à l'excès, cette méthode peut avoir mille inconvénients ; sagement pratiquée, et dans le but unique d'améliorer un esprit, elle rend d'immenses services.

Rien de pareil dans nos lycées. Quant il s'agit d'externes, c'est aux parents qu'on s'en remet pour ce qui est de la culture morale ; quand il s'agit de pensionnaires, c'est sans doute au maître d'étude, au pauvre surveillant sans prestige, sans autorité, sans éducation préparatoire, qu'incombe la plus haute et la plus malaisée des tâches.

Sur ce point tout est à changer. Mais, avant l'heure où seront accomplies les grandes réformes qu'on ne saurait espérer pour demain, demandons à nos professeurs de prendre conscience de la totalité de leur devoir. Il est de faire des hommes utiles, des créateurs de famille, d'honnêtes et joyeux gagneurs de pain quotidien, et non pas seulement beaucoup de bacheliers. Il est de cultiver l'esprit et aussi de tremper le cœur, de le faire probe, épris de justice, fier et digne avec les puissants, pitoyable avec les petits, calme avec les pareils, de le rendre à jamais ennemi du mensonge, de cultiver la personnalité, non dans le sens de l'égoïsme, mais dans celui de l'indépendance avisée. Décider par soi-même, ne pas subir d'influences néfastes, savoir ce que l'on veut, voilà les grandes forces de ce monde. Il faut enfin ouvrir les yeux de jeunes êtres faibles, insoucieux du lendemain, prompts au plaisir facile, afin de les sauver de l'usure prématurée, de l'abêtissement, de l'avilissement précoces.

Oh! je sais bien qu'un maître qui parviendrait à faire tout cela passerait la moyenne et serait un apôtre, une sorte de saint laïque; il lui faudrait avoir les vertus d'un bon prêtre, et joindre aux qualités d'un professeur celles d'un médecin. Mais quand on voit de près le bon vouloir, l'intelligence, le dévouement de certains professeurs de lycée, et le goût pour le mieux qu'apportent surtout les plus jeunes, on se dit qu'on peut tout attendre de pareils hommes, et l'on espère en eux.

XIX

Les tentatives actuelles.

Un volume à recommander : *L'Éducation morale dans l'Université*. — Rapports et discussions à l'École des hautes études sociales (1900-1901). — Les idées du romancier Wells sur l'enseignement de la morale et la formation du caractère. — Insuffisance de l'éducation morale dans la famille. — Conclusions.

J'avais écrit le précédent chapitre, lorsque vint à ma connaissance un volume de la Bibliothèque générale des sciences sociales, intitulé *L'Éducation morale dans l'Université*; préface par M. Alfred Croiset, doyen de la faculté des lettres de l'Université de Paris. Ce livre n'est rien d'autre que le compte rendu des séances d'une sorte de congrès, patient et discret, qui s'est réuni une dizaine de fois à l'école des Hautes Études sociales, du mois de novembre 1900 au mois de mars 1901.

J'ai lu cet ouvrage, — un peu confus de l'avoir ignoré si longtemps, et je dois dire qu'il m'a communiqué, pour les universitaires qui ont pris part à ces discussions, un sentiment d'estime qui va jusqu'au respect. J'attendais d'excellentes choses, et mon attente a été surpassée. Il serait malaisé de lire de plus sages, de plus heureuses, de plus nobles paroles. On peut tout espérer d'un corps enseignant qui compte des esprits aussi réfléchis, aussi prévoyants, aussi résolus à bien faire, aussi fermement attachés à l'esprit de tolérance, de libéralisme et de progrès.

Tour à tour, MM. Lévy-Bruhl, maître de conférences à la Faculté des lettres, Darlu, professeur à l'École normale supérieure de Sèvres, Marcel Bernès, professeur de philosophie à Louis-le-Grand, Kortz, proviseur du lycée Montaigne, Clairin, professeur au même lycée, Rocafort, professeur à Saint-Louis, Bioche, professeur de sciences à Louis-le-Grand, Gidel, qui enseigne l'histoire à Saint-Louis, Malapert et G. Belot, qui enseignent la philosophie à Louis-le-Grand, ont traité, dans une série de rapports, une suite de questions qui valent qu'on les énumère, tant leur choix me paraît heureux.

Jugez plutôt :

1° L'éducation morale : traditions et tendances de l'Université.

2° Conditions et moyens de l'éducation morale au lycée.

3° Les agents de l'éducation morale.

4° L'éducation morale par les classes : classes élémentaires et primaires; rôle des femmes dans ces classes.

5° L'éducation morale par les classes de grammaire.

6° L'éducation morale par les classes de lettres.

7° L'éducation morale par les classes de sciences.

8° L'éducation morale par les classes d'histoire.

9° L'éducation morale par les classes de philosophie.

10° Y a-t-il lieu de faire des conférences de morale en dehors des classes?

C'est une belle table des matières. On ne pouvait concevoir le plan de ces discussions de façon plus judicieuse. Il est, en même temps, général et précis, il pose les principes et prévoit les détails de l'application. Sans doute le volume n'aboutit pas à des conclusions fermes; il n'établit pas un programme; il ne relate que des opinions fortement motivées et de lumineuses discussions. Je lui en sais le plus grand gré. C'était un gros écueil à éviter que celui de vouloir légiférer en ces matières. Indiquer un état d'esprit, entraîner la

masse des professeurs de l'enseignement secondaire à se préoccuper de ces questions, créer un
mouvement d'opinion, et, si l'on peut dire, mettre
à la mode la culture morale, voilà qui vaut mieux,
et cent fois, que d'ajouter aux plans d'études
quelques paragraphes de plus.

Cette œuvre, sans conclusions formelles, donne
d'un bout à l'autre le sentiment profond que les
meilleurs d'entre nos professeurs sont résolus à
faire vivre les enfants que nous leur confions —
depuis les classes enfantines jusqu'à l'année de
philosophie — dans une atmosphère de bons conseils, de beaux exemples. Ils veulent leur communiquer, non pas une doctrine, mais des habitudes
de vivre honnêtement, utilement. Ils entendent
que la dignité même du maître, son attachement
au service, son bon vouloir perpétuel, sa patience
à toute épreuve, le charme de son verbe, la sympathie de sa personne, la fermeté de son caractère,
la probité visible de son enseignement persuadent
plus éloquemment que les sermons ne sauraient
faire, pour former des générations d'hommes
véridiques et réfléchis, épris d'art pur et de saine
raison, amis de la logique, capables de raisonner
juste, résolus à s'utiliser, entraînés à la constance
dans l'effort, jaloux de leur liberté propre, respec-

tueux des libertés d'autrui, conscients de la notion
de solidarité sociale, prêts à la lutte harmonieuse
pour la vie.

Ils ne veulent point sermonner. « Rien ne rancit
comme un sermon au premier contact de la
vie », écrit M. Ch.-V. Langlois, dans un article
qu'il consacre aux idées du romancier Wells sur
l'éducation. Mais bon nombre d'entre eux estiment que des conférences spéciales de morale,
faites aux grands élèves, en dehors des heures
de classe, pourraient donner d'excellents résultats.

Ces conférences seraient facultatives; elles ne
traiteraient que de morale usuelle et précise; elles
respecteraient, dans l'âme des élèves, les convictions de leurs familles (le mot est de M. Croiset); il
est bien entendu qu'elles n'imposeraient aucune
doctrine théorique, et qu'elles ne donneraient que
de ces conseils sur l'opportunité desquels le désac-
cord n'est guère possible. Ces mêmes universitaires poussent le libéralisme jusqu'à souhaiter
que ces conférences spéciales soient confiées
tantôt à des professeurs ordinaires, tantôt à
d'anciens élèves du lycée, parvenus à des situa-
tions enviables, et tirant tous leurs arguments de
leur expérience de la vie.

Tout cela ne vous apparaît-il pas vraiment digne de louanges?

Dans le très curieux article auquel je fais allusion plus haut[1], M. Langlois pose la question de savoir si l'école doit se considérer comme astreinte à contribuer à ce que l'on est convenu de nommer « la formation du caractère ».

Je veux citer son argumentation parce qu'elle est d'une éloquente verve, et qu'elle vaut qu'on y réponde.

« L'État moderne, tous les États modernes se servent de l'école élémentaire pour répandre dans les masses certaines conceptions politiques, telles que le loyalisme dynastique ou le patriotisme républicain. Et maintenant, l'opinion publique demande volontiers à l'école la « formation du caractère », l'éducation morale, la culture du goût, sans parler de la préparation à la vie en général, et au succès commercial en particulier. On s'étonne qu'on ne réussisse pas mieux à enrayer l'alcoolisme et à diminuer le nombre des délits. On la rend responsable de la malpropreté et de la vulgarité populaires, et de la décadence économique de la nation. Avant de dire comment

---

1. Voir *Revue de Paris*, 15 février 1905, p. 764 et suiv.

l'école doit contribuer au développement du citoyen, il importe donc d'énumérer tout ce qui ne
la regarde pas, d'abord parce qu'il ne lui appartient pas d'empiéter sur les devoirs des parents,
du clergyman, du journaliste, etc.; ensuite parce
que l'immense majorité des maîtres et des maî-
tresses sera toujours incapable de s'acquitter convenablement de tâches si variées; enfin parce que,
si le personnel enseignant s'associe tant bien que
mal à ces tâches étrangères, il est fatal qu'il soit
amené à négliger la sienne. »

Et plus loin :

« Ce n'est pas à dire, bien entendu, que l'école
soit radicalement impuissante à influencer le développement moral. Loin de là. L'éducation de
l'intelligence, bien conduite, est riche en sous-
produits d'excellente qualité morale : l'habitude
de l'observation (rien de tel, pour bien agir, que
d'ouvrir sur la vie des yeux attentifs), l'habitude
du raisonnement (qui permet de mieux pressentir
les conséquences de ses actes), l'esprit critique
(qui, en mettant l'homme en garde contre la pré-
vention, tarit en lui une source abondante d'injustices), le goût des plaisirs intellectuels (qui fait
heureusement concurrence aux passions naturelles
pour les plaisirs bas), l'expérience du travail, et

par conséquent le sentiment de la nécessité de l'effort pour obtenir des résultats convenables. »

Il y a du vrai, beaucoup de vrai, dans tout cela et j'abonde dans le sentiment de Wells et de M. Langlois, quand ils raillent la maladroite introduction à l'école du prêche à la manière noire de certains pasteurs anglicans.

Mais cette manière ne fut et ne sera jamais celle de nos professeurs de l'enseignement secondaire. Ce que nous leur demandons, c'est simplement de se préoccuper un peu de former en noblesse et en dignité humaine l'âme des enfants que nous leur confions, et cela, non point sur le ton dogmatique et dans des leçons spéciales, mais incidemment, à propos d'un petit fait survenu pendant une classe, une étude, une récréation. De tous temps, dans tous les pays, les professeurs ont été conduits à s'occuper journellement de la formation du caractère. Mais ils l'ont fait empiriquement, sans méthode, sans préparation préalable. Nous voudrions qu'ils apportassent à cette tâche un peu plus de suite et de discernement, et voilà tout.

Où veut-on que se forme le caractère de nos fils? Dans la vie de famille, pour les externes, tout au moins? Mais sachons l'avouer, nous sommes, nous autres parents, de bien médiocres éducateurs. Dans la société moderne, le père de famille, préoccupé de ses affaires, débordé de travail, est trop las, quand le soir arrive, pour s'intéresser avec suite à la formation mentale de ses rejetons. La mère, moins absorbée et partant moins indifférente, est généralement moins distraite de ses devoirs d'éducatrice. Mais, à Paris surtout et dans les grandes villes, combien peu d'entre elles apportent à leur tâche la fermeté, le calme, l'expérience, le savoir et la persévérance qu'il leur faudrait avoir? Combien n'en connais-je pas qui s'énervent alors qu'il faudrait dominer par le calme, qui passent sans transition de la colère démesurée à la tendresse débordante, qui condamnent aujourd'hui ce qu'elles toléraient hier, qui font leurs filles ou leurs fils complices d'un mensonge, qui manquent de logique et de suite dans les idées, qui ne raisonnent point, et seraient fort en peine de dire à un enfant intelligent, qui veut comprendre, le pourquoi d'un ordre donné ou d'une interdiction.

H. G. Wells affirme « qu'en Angleterre, comme partout ailleurs, l'influence de l'école est bien moins profonde que celle du milieu ambiant ». Que peut signifier cette phrase, alors que pour nos pensionnaires, l'école est le seul milieu ambiant; alors que, pour nos externes et nos demi-pensionnaires, qui voient à peine leurs parents aux heures des repas, elle demeure encore évidemment, la grande, la seule initiatrice à la vie en société. Que le milieu familial ait une très forte influence sur l'orientation politique ou religieuse d'un jeune esprit, voilà qui me paraît certain. Mais qu'un père distrait et parfois ignorant, qu'une mère nerveuse et inexpérimentée contribuent puissamment à l'heureuse formation d'un caractère, voilà qui ne me paraît pas démontré. L'école est, plus souvent qu'on ne le croit communément, le correctif de la vie en famille.

D'autre part, pour la plupart de nos petits parisiens, l'éducation morale, sous la forme religieuse, dure à peine ce que dure le pauvre catéchisme préparatoire à la première communion. Qui donc contribuera à la formation de leur âme, si les professeurs des lycées ne s'en mêlent pas?

J'accorde volontiers que l'éducation de l'intelligence, bien conduite, soit fertile en sous-produits d'excellente qualité morale. Encore serait-il excessif de prétendre que le collège, tel qu'on le comprenait hier, est une bonne école d'observation personnelle, puisqu'on n'y apprend rien que par les livres, et qu'il forme l'esprit critique, puisqu'il faut bien que — pour presque toutes les matières d'enseignement — l'élève s'en remette à l'autorité de son maître, et qu'il accepte, sans contrôle possible, les vérités qu'il lui enseigne.

Non, non, si relevée qu'elle puisse être, la seule instruction ne nous contente pas. Nous voulons, pour nos fils, quelque chose de plus. Nous souhaitons qu'ils apprennent au collège la bravoure physique et le goût d'être humains, la stabilité du caractère et l'horreur du mensonge, l'habitude du sang-froid, le souci de se déterminer pour des raisons valables, une certaine générosité d'âme mêlée à la fierté de ses droits personnels, le germe d'une ambition, et le sens de la vie.

Tout cela, l'école peut l'apprendre sans nuire aux études proprement dites. Pour qu'un professeur intelligent et de bon vouloir — ils le sont presque tous — puisse mener de front la culture intellectuelle et l'éducation morale, il suffirait que sa classe ne fut pas follement encombrée, et qu'il put demeurer plus d'une heure de suite en contact intime avec ses écoliers.

XX

La peur et le courage.

Histoire d'un enfant peureux et pitoyable. — Genèse de la peur : elle n'est bien souvent que la conscience obscure d'une faiblesse musculaire réelle et d'un manque d'entrainement. — Thérapeutique de la peur : il convient tout d'abord de traiter la faiblesse physique, presque constante chez les enfants peureux ; il faut ensuite les entrainer progressivement à la bravoure.

Je connais un enfant qui est devenu brave après avoir été craintif. Je voudrais dire comment s'est opérée cette transformation.

C'était un garçon mince et frêle, non point exactement chétif, mais gringalet, sans résistance au choc et à l'effort. Trop longtemps maintenu dans les molles douceurs de la vie de famille, il apportait, en entrant au collège, un tempérament de fillette, ou plutôt de fille manquée, comme on a coutume de dire, car beaucoup de fillettes sont plus vivaces, plus animées, plus actives que bien des garçons de même âge.

Celui que je veux dire avait, au plus haut point, le désir de plaire et de se faire aimer ; fils d'écrivain, intelligent, justement épris des plaisirs intellectuels, peu enclin aux exercices physiques, pacifique, conciliant, il fuyait la compagnie quelque peu brutale des grands, et choisissait volontiers de jouer avec de plus petits que lui, pour les choyer, les amuser, les protéger, faisant évidemment aux autres ce qu'il aurait voulu que l'on fît pour lui-même.

Peu de temps après son entrée au collège, un jour pluvieux de novembre, comme il s'attardait un instant au rebord d'un trottoir après la classe du matin, un fort gaillard survint à pas de loups qui, lui donnant à deux poings dans le dos une formidable poussée, l'envoya rouler dans la boue. Meurtri, affreusement souillé, le petit Georges se releva, les yeux noyés de larmes et le cœur désolé. Il n'y avait en lui ni colère, ni désir de vengeance, mais seulement un immense chagrin, un attendrissement sur soi et un étonnement profond à la pensée qu'un camarade pouvait, sans provocation, se livrer à une pareille attaque ; il aurait eu presque autant de peine, si la chose était arrivée à un autre qu'à lui.

Il se réfugia dans le giron de son institutrice qui

le venait chercher, et, de retour à la maison, il raconta ses aventures à ses parents. Le père, indifférent, se contenta de lui donner le conseil, un peu trop sommaire, de rendre coups pour coups ; la mère, fort émue, s'indigna bruyamment, parla d'aller se plaindre au proviseur, et consola l'enfant par de longues caresses.

Quelques jours plus tard, un autre camarade, prenant à cœur de guérir le peureux par les procédés d'énergie, s'empara du chapeau de Georges, le défonça d'un coup de pied, puis l'envoya nicher dans les hautes branches d'un arbre. Georges se lamenta d'une façon bruyante, attira l'attention du maître surveillant la récréation, et eut l'intime satisfaction de voir punir le mauvais drôle. Elle fut de courte durée ; car les huées des autres, unanimes à le conspuer, à l'appeler « cafard », lui apprirent que les mœurs du collège sont restées celles des vieux âges, qu'on s'y fait justice soi-même, et que les différends entre gens de cet âge ne vont pas se régler chez le juge de paix.

Il prit la résolution de donner désormais, à qui l'attaquerait, une vigoureuse râclée ; mais la première fois que l'occasion s'en présenta, il frappa d'une main si molle et d'un cœur si peu résolu, qu'il se fit rosser d'importance. Il manquait de conviction, ayant en lui, au moment de frapper, le sincère chagrin de faire du mal à autrui, et aussi cette crainte d'être battu en proportion de la rudesse de ses coups. C'était un bon enfant, aux indignations vives et courtes, aux colères vite tombées, promptement suivies de regret, si bien qu'il finit par se faire une réputation de fausse hardiesse, et qu'il passa en même temps pour être taquin et peureux. Un an plus tard, il eut pour professeur un homme de claire intelligence et de grand cœur, qui comprit sa nature et résolut de lui venir en aide. L'enfant s'ouvrit très franchement à ce maître qui le traitait affectueusement, qui le faisait causer et qui s'intéressait aux délicatesses entrevues de sa petite âme; ils devinrent de bons amis. Pendant les récréations, qu'il surveillait lui-même, le professeur veillait discrètement sur le gamin qu'il jugeait faible plutôt encore que peureux, et sans en avoir l'air il savait détourner de lui les trop rudes assauts; en même temps, il l'incitait à la bravoure progressive. Par ses soins, les parents furent avisés qu'il serait bon de fortifier Georges, de lui faire faire de la gymnastique méthodique. Un médecin fut consulté, qui sut régler l'hygiène de l'enfant, et, par de bons toniques, activer sa nutrition.

Au bout de six mois, le petit Georges avait pris un peu de carrure, la poitrine bombait, ses poumons respiraient plus large ; ses muscles, mieux tendus, communiquaient à son cerveau une sensation de force installée, de stabilité, de résistance au choc, inconnue jusqu'alors. Naguère, il suffisait d'une poussée légère pour lui faire perdre l'équilibre, pour le voir osciller ou fléchir sur ses jambes. Ses muscles de petit neurasthénique, n'ayant point de tonicité, cédant au moindre assaut, lui composaient, à leur image, une âme inconsistante. Mais à présent ses jambes dures fixaient ses pieds au sol, et de se sentir affermi, la confiance lui venait, et le courage, et le goût de la lutte.

Ses camarades, étonnés du changement qui s'opérait en lui, de son calme devant l'attaque et de sa promptitude à la riposte, apprirent à le respecter, à le traiter comme un égal, et à lui faire une place importante dans les jeux où le plus hardi sait prendre le commandement. Chose intéressante entre toutes, les progrès à l'étude allaient de pair avec le développement de l'énergie physique. Ce gamin frêle se fortifiait à vue d'œil, et ses facultés d'attention se développaient parallèlement à son énergie musculaire. Vers la treizième année, au cours d'une pénible maladie, il eut à faire preuve de courage moral, de résignation, d'endurance; ce fut lui qui communiqua de l'énergie à ses parents.

N'est-ce point là un bon exemple et ne montre-t-il pas comme il faudrait s'y prendre pour combattre chez tant de petits citadins, anémiques et trop tendrement élevés, cette mollesse qui les met en infériorité parmi leurs camarades, et qui peut leur laisser un pli fâcheux d'humilité pour toute la durée de leur vie?

Sans doute, chez beaucoup d'enfants, l'acclimatement se fait vite; les horions reçus en font, un peu brutalement, des hommes combatifs et brutaux à leur tour. Mais combien d'autres auraient besoin qu'on se donnât la peine de secourir leur pauvreté physique et leur timidité naturelle devant les coups, et combien peu de professeurs auraient fait ce que fit avec tant de tact et de lucidité le professeur du petit Georges.

Cette courte observation de psychologie scolaire me paraît comporter tout un enseignement.

Les pédagogues actuels, — quand ils s'occupent de ces choses, — ont coutume de traiter la peur par de simples exhortations ironiques ou stimulantes. Aussi n'obtiennent-ils que d'assez piteux résultats.

L'état de crainte, de conscience trop vive du danger et des inconvénients d'une querelle, n'est pas uniquement d'ordre intellectuel. Il y faut voir, en vérité, le légitime sentiment d'une infériorité physique, réelle la plupart du temps. On est peureux parce qu'on est débile, parce que le cerveau, organe renseigné par tous nos nerfs de sensibilité sur le fonctionnement plus ou moins actif de nos organes internes, perçoit obscurément que nos muscles sont mal tendus, notre cœur mou, nos tissus relâchés. Les gens à forte tonicité musculaire, à nutrition très active, à circulation forte ne sont pas des peureux.

Cela est vrai des grands et des petits.

On nous raconte volontiers, dans les manuels de morale à l'usage de la jeunesse, de fort belles histoires où des hommes d'aspect fragile et de délicate apparence terrassent des colosses, et accomplissent — par la force d'une âme héroïque enfermée dans un corps débile — des actions sublimes et inattendues. C'est, comme on dit, de la littérature; on retrouve dans ces récits le procédé de l'antithèse romantique, féconde en effets saisissants, et d'ailleurs parfaitement artificiels.

Mais nous sommes ici dans la plate réalité. On n'y voit point de ces oppositions magnifiques, de ces luttes prodigieuses entre une âme et un corps de tous points dissemblables. L'âme n'est pas tout l'opposé du corps. Il faut la comprendre, au contraire, comme la conscience de ce corps, dont elle reflète exactement les puissances ou les faiblesses. Sans doute un homme aux apparences frêles peut avoir un esprit vaillant; mais c'est alors, soyez-en sûr, que la vitalité de l'organisme est haute, que le cœur se contracte avec plénitude et vigueur, que les artères sont tendues, les muscles exercés, et que tous ces organes portent sans relâche au cerveau la sensation intime de vitalité haute, d'effort possible, de lutte égale. Les vrais faibles ne sont capables que de courage en feu de paille, comme ils ont des colères courtes et vite suivies de regret.

Pour faire d'un peureux un homme de courage, fortifiez son organisme, entraînez-le aux exercices, afin qu'il sache par expérience tout ce qu'il peut tirer de lui. Après quoi vous lui ferez lire des maximes édifiantes et des histoires de héros. Il n'en tirera de profit que si son organisme physique est à la hauteur de la tâche.

XXI

La formation du caractère.

La faiblesse du caractère revêt les apparences de la duplicité. — Les dangers du désir de plaire. — La fermeté dans les convictions. — La formation du caractère ne saurait être confiée aux professeurs qui n'ont pas les loisirs de faire avec assez de soin la psychologie de chacun de leurs élèves. — Utilité des professeurs adjoints.

Il m'est arrivé, au cours de cet ouvrage, de m'indigner à plus d'une reprise sur l'absence de toute éducation rationnelle, voulue, suivie, dans les programmes de notre enseignement secondaire. Mais quels reproches cent fois plus sévères encore ne devrions-nous pas nous faire à nous-mêmes, parents invraisemblablement indifférents et mous, occupés de nos besognes journalières, de nos ambitions professionnelles ou mondaines, de nos plaisirs, et jamais ou presque jamais de la responsabilité qui nous incombe de former en beauté, en force, en valeur utilisable, en dignité humaine, les petits êtres qu'il nous a plu de mettre au monde, et qui auraient droit à tant de sollicitude, partout et toujours attentive!

Nos pères usaient pour leurs fils d'une discipline très dure, quasi romaine en sa sévérité; elle paraît n'être plus compatible avec nos mœurs et notre conception singulièrement radoucie de la vie de famille; elle constituait pourtant une éducation, et bien qu'elle enseignât une obéissance un peu étroite, un peu aveugle, elle formait des hommes à sa manière, les hommes de l'ancien régime. Nous n'avons rien mis à sa place, et maintenant c'est trop souvent le règne des gronderies énervées et sans suite, ou du laisser-aller le plus indifférent. Nous mettons nos fils au collège, et nous comptons, pour leur former un caractère, sur ce qu'on nomme le « frottement » de la vie en commun, et aussi sur l'influence de maîtres surchargés de travail, encombrés d'élèves et empêchés, par la brièveté du temps qu'ils passent avec eux, de connaître leurs jeunes âmes, de les comprendre et de les modeler, travail de longue haleine et de patiente attention.

Former un caractère, faire qu'un enfant s'habitue de bonne heure à savoir ce qu'il veut, à faire un choix lucide, à se déterminer et à persévérer;

faire qu'il apprenne à penser par lui-même, à ne pas subir lâchement d'influences mauvaises, à ne pas vivre comme un fantoche, tiraillé en tous sens, obéissant à toutes les suggestions de l'entourage, asservi par le désir de plaire, tout entier à l'heure présente, aux satisfactions du moment, et sans souci des conséquences ; lui préparer pour l'avenir un esprit ferme, sachant attendre et sans affolement, — ce n'est pas petite besogne.

Le caractère — un professeur du lycée Louis-le-Grand, M. P. Malapert, vient de lui consacrer, dans la « Bibliothèque de physiologie expérimentale » du docteur Toulouse, un livre de psychologie érudite, profonde, précise, où l'on pourra trouver d'heureuses tentatives de classification des caractères et de leurs maladies. Une thérapeutique rationnelle, une véritable orthopédie mentale est au bout de ces recherches qui revêtent de jour en jour une allure plus scientifique. En attendant que cette partie de l'hygiène intellectuelle et morale soit constituée, contentons-nous des procédés usuels, empiriques, qui ne sont pas sans heureux résultats.

Je sais dans Paris une école où les élèves sont assez peu nombreux pour qu'il soit possible de vite et bien connaître les tendances natives, les caractéristiques mentales de chacun d'eux, et sa façon de réagir aux mille menus incidents de la vie quotidienne. Le directeur, que sa mission préoccupe sans cesse, a su faire passer dans l'âme de ses professeurs un peu de sa belle ardeur pour le mieux, et chacun d'eux travaille sans relâche à la trempe des caractères.

Parmi les élèves que j'ai contribué à y faire entrer, il en est un de qui l'esprit, facile aux suggestions et malléable infiniment, donnait à craindre pour l'avenir. Naturellement enclin à se faire aimer de ses maîtres et à trouver le mot heureux qui leur plaît et les fait sourire, il était si inconsistant que, quand un groupe compact de camarades instituait de ces petits complots destinés à faire enrager un professeur, il entendait être de la partie, se rallier à l'opinion de la majorité; il complotait comme les autres et renchérissait au besoin sur leurs projets hostiles; puis, reprenant contact avec le maître, il l'eût volontiers défendu. Sa psychologie était celle d'un député de ma connaissance qui, dans les couloirs de la Chambre, fait grand bruit de son zèle anti-congréganiste et qui, pendant les vacances, parmi sa pieuse famille et ses amis conservateurs, reconnaît des qualités rares aux sœurs qui dirigent l'école communale des filles, au chef-lieu du canton. J'ai vu des hommes, et non des moins intelligents, qui, sortant d'une discussion où ils ont accablé l'adversaire d'arguments pleins de force, demeurent imprégnés des répliques qu'on leur a faites, et les resservent avec éloquence, une heure après, s'ils se trouvent en face de quelqu'un qui soutient trop bien la thèse même qu'ils viennent de défendre.

L'enfant que je veux dire était de ce tempérament. Trop impressionnable, trop « du moment », comme l'on dit, trop suggestible et trop « bilatéral », il risquait de se faire un jour une réputation de duplicité d'autant plus déplorable qu'au fond ce n'était point un fourbe, mais seulement un esprit faible.

On a entrepris de le guérir, et la cure est en bonne voie. Comment? me direz-vous. Tout simplement en le révélant à lui-même, en le mettant en face de ses actes contradictoires, en lui faisant comprendre — non sans ménagements pour sa susceptibilité — que rien n'est plus contraire que ces façons de girouette, à la dignité d'homme, et aussi en lui enseignant à se faire sur toutes choses une opinion personnelle, fondée sur de bonnes raisons et conforme à ce qu'il sent être la justice et la vérité. L'enfant, qui a du bon vouloir, a compris la portée de ces sages leçons ; ce n'est point encore un héros, mais ce n'est déjà plus un fantoche, et pour peu qu'il demeure à cette école bienfaisante, il apportera peut-être dans la lutte pour l'existence un peu de cette fermeté qui fait que l'on s'impose même à ses adversaires.

Voilà qui est fondamental, en matière d'éducation scolaire. Voilà pourtant ce que l'on n'apprend jamais dans nos lycées. Et qui donc pourrait l'enseigner ? Trop occupé d'instruire, le professeur ne se doute même pas que sa mission doit s'étendre jusqu'à la formation du caractère. Ne voyant ses élèves qu'aux heures de la classe, n'ayant à juger que des actes, purement intellectuels, de compréhension, de mémoire, d'attention ou de bon vouloir, il n'a guère d'occasions de réformer les faiblesses de l'âme. Quant au surveillant, qui préside presque toujours à la bonne harmonie des récréations, où diable prendrait-il tout ce qu'il faut de psychologie avisée, de discernement, de tact et de mansuétude pour connaître le mal et y porter remède ? Quant aux parents, combien peu s'en soucient.

Reste cette éducation mutuelle que se donnent

entre eux les camarades d'une même division. Elle consiste surtout en bourrades, en coups de poings, en mots brutaux, en gestes rudes, et véritablement l'heure est venue de donner à nos fils une morale pratique moins sommaire.

Tant que les professeurs demeureront uniquement voués au seul enseignement, tant que les surveillants ne seront pas en règle choisis parmi les sujets distingués, tant que nos enfants n'auront pas pour diriger leurs jeux, surveiller leurs ébats, apaiser leurs querelles et ordonner leurs relations entre eux, des éducateurs avisés, nos lycées ne formeront guère que des esprits à demi cultivés. Il faut que l'Université prenne la bonne ambition de former ainsi des caractères et de faire des hommes à l'esprit ferme, sachant penser par eux-mêmes, discerner le vrai du faux, et s'attacher à une conviction.

Le remède me paraît être dans cette tentative préconisée par M. Leygues, ministre de l'Instruction publique, récemment mise en pratique par son successeur, et qui consiste à relever le niveau intellectuel et moral des maîtres d'études, à en faire des professeurs adjoints, munis d'une forte culture, d'une éducation soignée, instruits de la pédagogie, et chargés, non plus comme naguère d'une surveillance maussade, mais de l'éducation morale des enfants. Presque toujours en contact avec eux, à l'étude, au réfectoire, au dortoir et pendant les récréations, ils pourraient avoir, s'ils étaient munis des qualités requises, l'influence la plus heureuse et la plus prolongée. La formation du caractère de nos fils y gagnerait infiniment.

Malheureusement cette réforme, on le verra plus loin, n'est pas du tout pour plaire au corps des professeurs. Dans un congrès récent, suivi d'une démarche faite par quelques-uns d'entre eux auprès du ministre, ils ont vivement protesté contre l'institution des professeurs adjoints. Quelques-uns de leurs arguments méritent, certes, d'être pris en considération. Mais tout en faisant droit à certaines de leurs réclamations, il est de nécessité évidente de relever le niveau des surveillants pour en faire les conseillers et les guides moraux de nos fils.

XXII

La Générosité.

De la sécheresse du cœur; le faux Surhomme. — Il n'est pas impossible d'améliorer une âme brutalement et bassement égoïste. — Les mauvais disciples de Nietzsche. — Critique de la bonté neutre. — Égoïsme et altruisme. — La notion d'intérêt réciproque, de solidarité.

Ce n'est pas seulement les menues lâchetés du cœur, l'inconsistance du caractère, la crainte et la timidité qu'il faut combattre chez l'enfant : c'est encore cette tendance, trop fréquente dans tous les temps, sans doute, dans celui-ci, certainement, vers un égoïsme féroce, et cet état d'esprit que peint à vif un mot affreux à la fois et topique, que je m'excuse d'imprimer, « la muflerie ». Je connais des enfants qui sont, à quatorze ou quinze ans, de véritables petits hommes de proie, impitoyables, prêts à rire de tout ce qui souffre et pâtit, prompts à piétiner tout ce qui pourrait s'opposer à l'immédiate satisfaction d'un de leurs appétits.

On dirait qu'une fée mauvaise a déposé dans leurs berceaux l'œuvre complète de Nietzsche, qu'ils ont appris à lire dans le Zarathustra, et qu'ayant une âme mesquine, ils ne l'ont compris qu'à demi. Le surhomme qu'a rêvé Nietzsche se cuirasse de dureté, s'affranchit de toute morale et dédaigne toute pitié. Mais pour impitoyable qu'il demeure, il éblouit les yeux par la majesté de sa force et la royale grandeur de sa domination. Il est effroyable et superbe, plus surhumain encore qu'inhumain. Il ne ressemble en aucune façon aux esprits étroits et mauvais, à la vilaine et antipathique sécheresse des mauvais garnements que je veux peindre ici.

Mieux doués que les autres en vigueur physique et en énergie combative, ils se font souvent, dans les collèges, une situation prépondérante par leur adresse au jeu, par leur audace, par leur force ; ils savent s'imposer — non point sans doute par leur supériorité intellectuelle — mais par une assurance, un goût de dominer que de plus tendres subissent, faute de savoir s'y soustraire. Parfois même, les professeurs ont un faible pour eux et ne prennent aucun souci de mettre un frein à leurs petits abus.

Ils sont pourtant la graine, déjà reconnaissable,

d'hommes durs, de lutteurs brutaux, de jouisseurs âpres, médiocres et sans pitié; ils appartiennent à la race de ces froids égoïstes dont on dit, en pays normand, « qu'ils mettraient le feu à votre maison pour faire cuire un œuf ». Pourquoi ne pas tâcher de les plier un peu, de les dompter, de vaincre leurs petites férocités natives, de leur apprendre qu'il est bon de se faire craindre et meilleur de se faire aimer.

Ce n'est pas facile, à coup sûr. Le cœur de l'homme est ainsi fait que la bonté ne va pas fréquemment sans faiblesse. Les êtres trempés, les nerfs d'acier, les organismes trop puissants n'ont pas naturellement le sentiment de la pitié, parce qu'ils n'ont que faire de pitié pour eux-mêmes; ils ne demandent rien et ne donnent pas davantage. Ceux, au contraire, qui naissent avec une âme tendre et débonnaire, et qui souffrent de tous les heurts, tous ceux que la bonté ranime et console et protège, ne demandent qu'à se montrer secourables et bienveillants.

On ne refait pas la nature d'un homme, voilà ce que racontent invariablement les moralistes et les éducateurs à qui l'on parle de ce problème. Troublant aphorisme, vraiment commode pour excuser l'indifférence et la paresse de chacun de nous.

Il s'appuie sur le dogme antique de l'identité de la personne humaine, lequel ne résiste point à l'observation attentive; je n'en sais pas de moins véridique ni de plus immoral. L'homme naît avec des tendances, seulement avec des tendances, mais sans idées et sans notions sur les choses; impulsif ou atone, craintif ou dominateur, brutal ou tendre, il évoluera sans relâche, selon le nombre et la puissance des notions dont on meublera son cerveau et selon les enseignements du milieu où il vivra; de l'éducation qu'il recevra va dépendre en grande partie le caractère qui deviendra le sien, qui se modifiera sans cesse, et qui ne deviendra complet que peu d'heures avant sa mort.

Sans doute, on ne transforme pas de fond en comble, ni d'un jour à l'autre, une âme dure en un cœur tendre, et ces tempéraments brutaux, excessifs, sont infiniment moins dociles, malléables et suggestibles que les tempéraments de sens contraire. On a prise sur eux pourtant. Le problème, d'ailleurs, n'est pas de les anémier, d'étouffer leur vigueur, de la muer en veulerie; il est préférable de la bien employer, de la mettre au service de sentiments plus généreux. L'orgueil aidant, on y peut parvenir.

Et tout d'abord, la culture intellectuelle, le

savoir est un premier remède, d'une grande efficacité. Meubler un cerveau d'enfant, c'est à coup sûr le civiliser, retarder ses impulsions, l'ennoblir par la réflexion. Quand un désir traverse un cerveau vide, il n'y rencontre point d'obstacles et se transforme, avec la soudaineté du réflexe, en acte d'assouvissement; quand il traverse un cerveau très meublé, il s'attarde comme l'on fait à travers des voies encombrées; la sensation, pour se muer en acte, éveille sur sa route mille notions qui sommeillent, elle les épouse en passant; des jugements, des réflexions salutaires naissent de ces contacts, et l'acte, différé, devient plus sage, moins sauvage, plus lent et plus doux, plus humain.

Et, d'autre part, ces tempéraments égoïstes sont ordinairement vaniteux; ce défaut donne prise sur eux à qui sait en faire bon usage. Tel enfant qui commence à bien faire pour s'attirer quelques louanges, finit par en prendre le pli et par s'accoutumer à ne plus agir autrement.

J'ai vu des êtres singulièrement combatifs, presque cruels, en arriver ainsi à se faire par orgueil, tout d'abord, et plus tard par accoutumance, les défenseurs des faibles et des opprimés. J'ai connu des enfants qui, traités par leurs maîtres de vilains petits sauvages et constamment tournés en ridicule, en venaient à changer d'allures, à acquérir une manière de bonté.

C'est une si noble attitude que celle que procure la bonté chez les forts! Elle est ce qu'on admire universellement. Les écoliers ne sont généralement pas insensibles à la louange du maître et à la sympathie des camarades. Pour qui saurait les manier, ce sont là deux moyens d'éducation d'une rare puissance.

Sachons enseigner à nos enfants la générosité d'âme. Ne manquons pas une occasion de flétrir leurs actes d'égoïsme, de dureté, de sécheresse, donnons-leur à entendre que l'apanage de la force c'est la protection des faibles. Le moyen âge, qui, certes, nous apparaît brutal, était pourtant chevaleresque; ce fut sa plus grande beauté. Nous sommes menacés d'une sorte de sauvagerie sans grandeur qu'il importe de ne jamais laisser s'installer à demeure dans notre doux pays. Prêchons, avec des mots intelligibles pour les jeunes esprits, la sage et noble solidarité.

Un maître qui le voudrait bien et qui en aurait le loisir, pourrait solliciter, entre gamins de tempéraments différents, des échanges utiles à chacun, heureux pour tous, les plus tendres communiquant aux autres un peu de leur man-

suétude naturelle, et les plus énergiques entraî-
nant leurs camarades trop débiles à conquérir l'audace, à s'affranchir de leur timidité.

C'est un problème théoriquement difficile à
résoudre que celui de savoir si la société idéale
doit s'attarder à s'occuper surtout des humbles,
des déshérités, des non-valeurs de la collectivité,
et tendre à réduire à l'impuissance le surhomme,
qui volontiers deviendrait un fléau. Le grand
reproche que les disciples de Nietzsche ne cessent
de faire à nos démocraties, c'est précisément
d'évoluer dans ce sens, de tout faire pour les non-
valeurs, et de chercher à étouffer dans l'œuf le
grand homme dominateur, qui pourrait être tenté,
par l'exubérance de son génie, de refondre le
monde à son gré, et qui, s'il le fallait pour satisfaire sa soif de gloire, ferait, sans nul émoi, périr
sur des champs de bataille, par centaines de mille,
les obscures et encombrantes unités humaines.
Mais tout cela n'est que doctrine. Celle de Nietzsche
vaut par l'incomparable éloquence dont il l'a soutenue; pratiquement, elle devient de jour en jour
plus irréalisable. Le surhomme de guerre apparaît
haïssable parce que, loin de mener à la tuerie les
non-valeurs de la collectivité, il lui prend ses plus
jeunes hommes, les plus sains, les plus forts, ceux-

là même de qui le labeur pacifique fait sa grandeur économique et sa prospérité. Que les démocraties s'opposent à l'éclosion du surhomme apparu sous les espèces césariennes, c'est à cela que nous conduit l'évolution naturelle du monde. Mais nul ne pourra jamais qu'envier le pays où naîtra le surhomme, s'il s'appelle Shakespeare, Gœthe, Victor Hugo, Richard Wagner.

Si j'aborde, en ce petit livre, d'aussi graves débats, c'est que, déformée par des interprètes indignes, l'œuvre philosophique de Nietzsche risque à l'heure actuelle de faire école et déplorable école. Nous voyons naître, en France même, un singulier dilettantisme qui s'applique à dénigrer toute évolution, à traiter de stupides et basses humanitaireries les tendances les plus intelligemment généreuses de ces temps, celles qui sont le plus évidemment destinées à nous assurer la paix sociale, celles qui sont le plus aptes à raréfier cette forme de la laideur qu'est la vaine souffrance.

Que faut-il donc enseigner à nos fils? L'idée de charité chrétienne, celle que l'on apprenait aux hommes comme un moyen de gagner le salut, et qui tout en portant secours aux malheureux, n'allait pas sans quelque avilissement pour les déshérités? Elle a eu sa beauté, sa grandeur et sa force : mais son heure semble passée ; elle n'a plus, à beaucoup près, ses raisons d'être d'autrefois. L'ancienne aristocratie qui la pratiquait — souvent avec délicatesse — n'est plus assez riche pour être largement généreuse, et le pauvre aujourd'hui ne veut plus d'une aumône : il réclame sa part de santé, de bien-être, de sécurité, de confort. Il est trop tard pour l'empêcher d'avoir de ces ambitions.

Fort heureusement nous est née la conception plus moderne, plus juste, plus rationnelle de solidarité. M. Maurice Barrès — dans une œuvre, d'ailleurs charmante — affirme qu'il n'y faut voir qu'une forme abâtardie de la charité sentimentale de naguère. Ce jugement, d'un homme dont rien n'a pu m'empêcher d'admirer le rare talent, n'est rien vraiment qu'un mot de polémiste.

Telle que la conçoit, dans un livre qu'il faut tenir pour une œuvre durable, M. Léon Bourgeois, qui est le père de cette juste idée, la solidarité n'est nullement du domaine de la sentimentalité larmoyante ou déclamatoire ; elle est rationnelle et fortement repose sur l'observation scientifique d'un grand fait social, à savoir la répercussion constante des misères, des maladies, des vices des uns sur le bien-être, la santé, la probité d'âme des autres. Les lois élémentaires de la défense de notre organisme social nous commandent impérieusement d'opposer à cette solidarité dans le mal une autre solidarité dans le progrès et dans le bien. C'est une doctrine toute scientifique et rationnelle. Un cœur sec peut s'en accommoder tout comme un esprit généreux. Elle sera notre salut. Il faut qu'on l'apprenne à l'école.

Donc enseignons la générosité, tâchons de réduire en nos fils la tendance aux sentiments bas, aux appétits grossiers et par trop platement égoïstes ; mais gardons-nous bien de tomber dans l'excès, de leur prêcher la veulerie, l'abandon de soi-même et l'oubli des premiers devoirs, qui sont les devoirs envers soi. Les péchés contre le prochain sont odieux, mais les péchés contre soi-même sont absurdes. L'égoïsme lucide, intelligent, doit demeurer le premier et le grand mobile des actions humaines ; le plus noble altruisme n'en est que le développement logique et l'affinement nécessaire. On n'est véritablement généreux qu'à la condition de commencer par être fort, et la bonté veule n'a rien qui mérite l'admiration.

Un très grand nombre d'entre nous ne sont doux à autrui que par un assez vil désir de plaire, de se révéler sympathiques, ou par crainte de se créer des ennemis s'ils faisaient preuve de quelque fermeté d'âme. Au fond de beaucoup d'attitudes nobles, il n'y a que faiblesse et peur. Je connais de ces « bons garçons » qui, pour être bien sûrs de ne peiner personne, en viennent à faire souffrir tout le monde autour d'eux, et compliquent leur propre vie d'une manière abominable, sans bénéfice pour personne. La lâcheté fait certes autant de mal que la férocité.

Un des maîtres les plus illustres de la médecine moderne enseigne qu'il n'y a guère de maladies que par misère physiologique, par « ralentissement de la nutrition ». Je ne partage pas entièrement cette doctrine : il y a des « hypersthéniques », de ces tempéraments trop forts, trop exubérants de santé, qui sont justiciables du traitement qui calme et qui tempère. Mais, en majorité, les malades sont des débiles, et les toniques sont la base de la thérapeutique générale. Précisément parce qu'ils manquent de vigueur cérébrale et de stabilité mentale, les affaiblis sont violents et prompts aux paroxysmes.

La volonté, forte pour agir, est aussi forte pour s'empêcher de mal agir, pour refréner les impulsions folles. Il faut donc que nos fils soient forts pour être bons avec puissance, et généreux activement. Qu'ils pensent d'abord à eux-mêmes, et à cette dépendance d'eux-mêmes que sera la famille qu'ils se créeront un jour. Quand ils auront conquis pour elle l'indépendance nécessaire, il leur suffira d'être un peu intelligents pour comprendre que leur intérêt même les oblige à voir plus loin, à se préoccuper du bien-être des autres et à prendre leur part de l'œuvre sociale.

Apprenons-leur à redouter les mots creux n'exprimant que sentiments factices. Les chrétiens font le bien pour mériter le ciel; d'autres sont généreux par politique ou par ambition, d'autres enfin par esthétique, doctrines métaphysiques, éloquence et littérature. Mais on pourra toujours leur opposer des doctrines contraires tout aussi éloquentes et persuasives que les leurs.

Seule la notion d'intérêt réciproque, de solidarité, fournit une solide base pour l'institution d'une morale sociale.

XXIII

L'Amour du Vrai.

Méthodes d'outre-Manche pour déraciner le mensonge. — Inconvénients du système d'autorité méfiante; l'éducation à la liberté. — Le mensonge et la politique; les polémistes. — Vertus éducatives des sciences naturelles.

Certes, dans nos lycées et collèges de France, le mensonge est mal vu; on le décrie, on le condamne, mais je ne pense point qu'on ait adopté la manière de le déraciner, de le rendre impossible, et j'estime que, sur ce point particulier, il y aurait beaucoup à prendre aux éducateurs d'outre-Manche.

Chez nous, au collège ou à la caserne, celui qui sait habilement se dérober à quelque devoir ennuyeux et à quelque corvée, celui qui tire adroitement « une carotte », comme on dit, jouit parmi ses camarades d'une sorte de considération. Même ceux-là qui n'oseraient point l'imiter, le jugent ingénieux et subtil comme Ulysse, et le fait de se soustraire un instant à l'autorité ne va pas sans un peu de gloire.

A n'en point douter, cela vient précisément de ce qu'il y a autorité, et de ce que l'enfant, mis en tutelle trop étroite, n'apprend pas de bonne heure le sentiment de sa responsabilité personnelle et de sa dignité de petit homme. C'est par obéissance qu'il est sage, et non point par libre consentement; aussi apporte-t-il souvent, dans ses rapports avec ses maîtres, un sentiment un peu frondeur qui le suivra toute la vie, qui guidera sa façon d'être avec le fisc, avec la loi, et avec le gouvernement de son pays qu'il ne manquera point de blaguer de son mieux et de tourner en dérision.

En Angleterre, une liberté singulière préside à l'éducation. Chaque petit citoyen du Royaume-Uni est dressé de bonne heure à l'admiration de ses gouvernants, au respect de la loi, au sentiment de sa dignité propre. Nulle part la liberté individuelle n'est tenue pour plus intangible, et cela fait le peuple du monde le plus facile à gouverner, le moins moqueur, le moins révolutionnaire.

Voyez ce qui passe là-bas, dans les écoles.

Ni plus ni moins que des académiciens, les

enfants signent sur une feuille de présence ; on ne fait pas l'appel, on ne contrôle pas la sincérité de ces feuilles, parce que le fait de tromper, de mentir, de faire apposer par un complaisant camarade une signature fausse, serait considéré comme une félonie. En fait, ces tromperies ne se rencontrent pas. Un élève ne demande pas la permission de sortir d'une classe ou d'une étude : il quitte son banc quand il veut, comme il veut ; et précisément parce qu'il n'y a pas de contrainte, il ne se permettrait jamais d'aller prendre l'air pour le plaisir de se distraire, ou de fumer la cigarette clandestine.

Je sais bien qu'il y aurait péril, dans une de nos classes nombreuses ou une de nos études encombrées, à donner de telles latitudes du jour au lendemain ; mais je sais aussi qu'il y a en France des écoles où les enfants, d'ailleurs très soigneusement surveillés, sont dressés à se conduire par eux-mêmes, à se sentir responsables d'eux-mêmes et à ne pas tromper.

Il suffirait, pour les y accoutumer, de leur témoigner une grande confiance, de les traiter loyalement, de ne pas passer une occasion de flétrir publiquement le mensonge comme la chose la plus basse, la plus avilissante qui soit. Pendant les premiers temps, l'enfant, qui n'est point naturellement véridique, ment quelquefois. Le maître considère alors comme un devoir primordial de lui montrer qu'il n'est pas dupe de sa dissimulation, bonne tout au plus à lui valoir quelques moments d'impunité, mais finissant presque toujours en courte honte. Il faut, dans une école, créer une atmosphère de vérité, mettre la sincérité à la mode, si je puis dire, tuer toute admiration pour les finauds et les trompeurs. Au bout de peu de temps, les moins véridiques comprennent toute la laideur puérile de pareils procédés, et c'est à qui se montrera le plus loyal et le plus droit.

Les enfants ont une tendance naturelle à ne pas dire vrai, et cela simplement parce qu'ils sont imprévoyants. L'important, pour un gamin, est d'avoir raison tout de suite, d'éviter une gronderie en n'avouant pas une faute, ou de provoquer l'attention admirative des camarades en se vantant d'une fausse prouesse.

D'aucuns, il faut le dire, trouvent chez leurs parents de bien fâcheux exemples. J'en sais qui ont surpris leur père ou leur mère en flagrant délit de dissimulation, et qui en concluent à la légitimité des petits mensonges commodes.

« Tu ne diras pas à ton père que j'ai fait ceci ou cela... » Voilà une phrase terriblement pernicieuse, et qui se dit de temps à autre, à Paris plus qu'ailleurs. Quelle responsabilité n'encourent-ils pas, les parents qui mêlent leurs enfants à de pareilles vilenies!

Sous ce rapport, l'école est, bien souvent, meilleure éducatrice que la famille. Là, le maître n'a presque jamais occasion de dissimuler la vérité; il faut que son amour pour elle rayonne autour de lui et serve de constant exemple.

Je suis convaincu que la vitalité d'un peuple se mesure à son horreur pour le mensonge, pour les moyens faciles et bas de se tirer d'ennui, et je pense que les hommes de bonne volonté qui sont chargés de l'éducation de nos fils doivent tenir cette préoccupation pour l'une des plus importantes. La vérité est sainte, elle est toute la dignité de l'homme. Un peuple composé de marchands fraudeurs, de savants peu consciencieux ne publiant rien que les faits favorables à leurs théories préconçues, de philosophes de parti pris, de politiciens estimant que tout est bon à ramasser pour lapider un adversaire, d'hommes sans foi et sans parole, est un peuple condamné à mort. L'amour du vrai s'apprend sur les bancs du collège; ceux qui ne l'y enseignent pas encourent la plus lourde des responsabilités.

Or, il est bien certain que la contrainte, la défiance et le soupçon perpétuels n'engendrent que sournoiserie. La confiance — à condition qu'elle soit clairvoyante — appelle la confiance et suscite la loyauté. Plus nos enfants seront dressés à l'initiative, au sentiment du « self government », plus on les habituera à se respecter eux-mêmes, à ne pas consentir aux avilissements, et plus ils possèderont une âme fière avec un esprit droit.

Ne pensez-vous pas comme moi que le plus grand péché de la politique française, c'est de ne pas avoir l'amour profond du vrai? Ce qui fait qu'elle désoriente fréquemment les étrangers les plus attentifs à nous suivre avec bienveillance, c'est, je crois bien, qu'elle est, pour une grosse part, conduite par des polémistes, c'est-à-dire par des publicistes chez qui la passion et le talent excusent tout. Beaucoup de nos journaux — et parmi les plus influents sur le sentiment du public — se considéreraient comme déchus de leur prestige s'ils s'abaissaient jusqu'à traiter une question pendante avec le seul souci de la comprendre pleinement, d'en peser le pour et le contre, et d'aboutir à une conclusion basée sur des motifs valables. Chacun plaide sa cause et soutient sa doctrine, acceptant sans contrôle vérités ou calomnies, tout ce qui la peut étayer, et rejetant, les yeux fermés, tout ce qui la peut contredire. Avant tout examen, on adopte une conviction, conforme, naturellement, à l'intérêt de son parti, et c'est un jeu que de fausser les faits pour les contraindre à la corroborer bon gré mal gré. Le succès va au plus violent, au plus verveux des polémistes, au plus éloquent insulteur. Nos Athéniens de Paris, vite las d'arguments solides, se grisent volontiers au pétillement des railleries; l'heureuse trouvaille d'un mot l'emporte sur la plus manifeste des vérités. Avant tout soucieux de complaire à sa clientèle, chaque journal s'attache à lui servir chaque matin, non point des leçons de sagesse en vue du bien commun, mais de rusés prétextes à conserver ses préjugés et à renforcer ses rancunes.

Gavé de littérature enragée, le lecteur, qui se blase, en veut chaque jour de plus âpre, sans pour cela que les convictions s'affermissent. Car l'excès de la passion, par un juste retour des choses, conduit au scepticisme, au dilettantisme et à la veulerie. On crie beaucoup, on n'agit guère, on renverse des ministères, on vilipende des personnes, on sème le doute partout, et dans le plaisir de la joute, le souci du bien commun aux yeux des meilleurs s'obscurcit.

C'est un mal grave, assurément. J'imagine qu'il tient à ce que notre éducation première ne nous enseigne pas assez le goût du juste, le sens du vrai.

Trop exclusivement nourris de la pâture littéraire, trop épris d'éloquence, trop fascinés par l'éclat merveilleux du verbe, insuffisamment initiés à l'esprit scientifique, à la méthode impartiale, nous traitons la chose publique comme une affaire d'art, sans vouloir prendre conscience que politique et sociologie sont des branches de la biologie, de la science de la vie humaine.

C'est une des raisons qui me font souhaiter de voir les sciences naturelles et leurs méthodes rigoureuses tenir une place plus large dans les programmes de notre enseignement secondaire. Donner à lire à des élèves des classes de philosophie l'*Introduction à la médecine expérimentale* de notre Claude Bernard, c'est faire beaucoup plus, en vue de la formation de leur esprit critique, que de les initier aux architectures mouvantes de la métaphysique. La métaphysique, gymnastique admirable en vue de développer la souplesse d'esprit, est chose presque vaine en un pays où l'esprit n'est précisément que trop souple. La magnifique ingéniosité des philosophes purs nous enseigne surtout à enchaîner des arguments ingénieux, auxquels il est toujours possible d'opposer des enchaînements d'arguments d'égale valeur, pour aboutir à la conclusion contraire. Seules les sciences de la vie, l'expérience et l'observation méthodiques, peuvent fournir à l'homme un guide probe et de sécurité pour aller à la recherche de la vérité accessible.

XXIV

Les Punitions.

Un maître qui sait se faire comprendre et aimer de ses élèves n'a que faire de les punir. — Il n'y a pas de bonnes punitions; leur inefficacité habituelle. — L'enseignement de la pédagogie à l'École normale supérieure. — Une chaire de pédagogie physiologique.

Au point de vue de la discipline de la classe, que de tempéraments divers chez nos professeurs de lycées!

J'en ai connu qui ne décoléraient pas, qui punissaient à tort et à travers et n'accordaient jamais que l'on pût se justifier. Mon professeur de quatrième, froid, ironique, indifférent, distribuait, avec une torsion des lèvres qui était son sourire, des pensums d'une inconvenable longueur; il était détesté de tous, et le sentiment qu'il en avait le rendait plus féroce encore. Certains se montrent d'une invraisemblable faiblesse, dont ne manquent point d'abuser des enfants qui n'ont jamais appris à se gouverner par eux-mêmes; d'autres, enfin, sont d'humeur variable, aujourd'hui débonnaires, intolérants demain, nerveux toujours : ce sont les pires, car les punitions qu'ils donnent, alors qu'ils sont impatients, n'apparaissent jamais à la logique de ces jeunes esprits que comme un assouvissement irraisonné des nerfs, non comme un acte de justice.

Il me souvient d'un de mes professeurs, qui succédait, en classe de troisième, à un maître inégal, quinteux ou faible alternativement.

C'était un homme jeune, au front pensif, aux allures paisibles, à l'air bon, à la voix charmante, — qui depuis a fait son chemin. Le premier jour, on lui fit du tapage, le jugeant, sur sa mine, homme de bonne composition. Mais, vers la fin de la première classe, il interrompit le travail pour nous tenir le discours que voici. Il est resté gravé dans ma mémoire, et presque textuellement.

« Mes chers enfants, je n'ai pas l'air d'être méchant, et vous verrez que je ne le suis pas. Je voudrais qu'il me fût possible, grâce à votre tranquillité et à la régularité de votre attention, de vous traiter, non pas en subordonnés qu'il faut quelquefois châtier, mais bien en collaborateurs. Nous allons travailler ensemble, sur le ton le plus familier, comme de bons amis, si vous le voulez comme moi. Vous me trouverez toujours prêt à vous expliquer de nouveau ce que vous n'aurez pas compris d'emblée, à vous faciliter toutes vos tâches. Aucun effort de bon vouloir ne me laissera indifférent, même s'il n'est que médiocrement couronné de succès; je m'occuperai particulièrement des plus faibles afin de les encourager. Seulement il me faut, en retour de ma bienveillance, le silence et la paix. Je compte que vous me les donnerez. C'est mon système, à moi, de ne pas distribuer de punitions. S'il en est parmi vous qui se montrent rebelles, entêtés dans le mal, sans franchise, sans probité, je ne leur donnerai qu'un seul avertissement, après quoi je demanderai leur renvoi de la classe, et je serai impitoyable. Je n'exige de vous que l'ordre et la bonne volonté; mais cela, je l'exige absolument. »

Ce propos ferme produisit un merveilleux effet. A la sortie, on s'accorda pour dire que le nouveau professeur était « un chic type », et nous passâmes près de lui une excellente année. A part un fort mauvais sujet qu'on renvoya à sa famille, nous fûmes, avec infiniment de respect et de confiance, les amis de ce charmant maître. Souvent interrogés, et toujours avec la plus encourageante bienveillance, les derniers de la classe se prenaient d'un goût inconnu pour l'assiduité. Devoirs et leçons étaient courts, mais chacun s'appliquait sans cesse à réaliser un progrès ; on voulait plaire à ce maître excellent ; et l'on s'efforçait à l'envi de lui être agréable, de lui faciliter sa tâche ; tout devenait intéressant, et l'on se sentait en famille ; nous courions au lycée chaque matin avec plus de plaisir. Pendant toute l'année, on n'eut pas à distribuer un jour de retenue, et, à la fin, chacun de nous eût mérité un prix d'application ; bref, nous aurions été parfaitement heureux sans les surveillants du lycée qui nous accablaient de pensums pour un mot chuchoté dans les rangs, et qui ne manquaient pas de doubler la punition quand on cherchait, honnêtement ou non, à se justifier.

J'ai retrouvé depuis, pendant mon année de service militaire, un officier aussi ferme et aussi foncièrement bon que mon professeur de troisième : nous lui étions tout dévoués ; seuls les sous-officiers, qui manquaient de discernement dans leur façon de distribuer la consigne à la chambre ou la punition de salle de police, nous ont gâté notre élan à bien faire et notre cordiale résignation à servir sous ce chef, véritablement né pour le commandement.

A qui sait se faire respecter et se faire aimer à la fois, les punitions sont inutiles. Et lesquelles choisirait-on qui ne soient pas absurdes? Les privations de sortie, les retenues de promenade, qui ne peuvent que priver d'air des enfants trop confinés déjà, ou les pensums, bons seulement à accabler de besognes supplémentaires des intelligences insuffisantes la plupart du temps pour le travail de chaque jour?... On n'a jamais vu jusqu'ici ces châtiments améliorer franchement l'état d'esprit d'un paresseux ou d'un mauvais sujet; à peine peut-on dire qu'ils servent d'exemple; un élève souvent puni s'abêtit davantage et ne fait que s'ancrer plus avant dans l'indolence ou le mauvais vouloir.

Que de vertus ne faut-il pas pour faire un professeur comme celui dont je viens de parler! Nous demandons un homme sans impatience, sans faiblesse, d'humeur toujours égale, sans relâche oublieux de ses fatigues et de ses propres tourments, pour ne penser qu'au bien de ses élèves, trop nombreux, volontiers moqueurs, toujours prêts à lui échapper.

Comme cet idéal est malaisé à réaliser sans défaillances! Sachons-le pour être indulgents; mais demandons à ceux qui ont charge de diriger nos futurs éducateurs de s'occuper un peu moins négligemment de leur apprendre leur métier.

A l'École normale supérieure, la première du monde au point de vue de la culture littéraire et scientifique, il n'était pas de mode, hier encore, d'enseigner la pédagogie. Grâce à l'intervention, en même temps hardie et réfléchie du précédent ministre de l'Instruction publique, la glorieuse maison de la rue d'Ulm va devenir surtout une école de pédagogie.

Cette réforme a beaucoup fait crier. Elle a, comme toutes les modifications un peu brutales, de visibles inconvénients. Je suis pourtant de ceux qui espèrent en elle, et qui pensent que l'on en peut attendre quelque bien.

Pour ma part, je demande avec la plus grande énergie que l'enseignement de la pédagogie physiologique et pathologique figure, au moins à titre de conférences accessoires, sur les nouveaux programmes. J'ai dit, dans la seconde partie de ce volume, ce que je pensais de ses premiers tâtonnements et de ses erreurs de méthode. C'est une science dans l'enfance, qui balbutie encore et qui cherche sa voie. Elle a pourtant donné dès maintenant des résultats d'une importance telle qu'on ne peut pas ne plus en tenir compte. Un enseignement qui ne tiendrait pas compte de la très grande question des rapports du physique avec le moral ne constituerait en aucune façon un progrès. Il faut que nos futurs professeurs de l'enseignement secondaire soient tous initiés à la science du fonctionnement normal ou pathologique d'un cerveau d'enfant; il faut qu'ils sachent que la paresse, la tristesse, la colère, la peur, l'inattention, le manque de mémoire, les obnubilations de l'intelligence sont des maladies du fonctionnement cérébral, qu'on les soigne, qu'on les améliore presque toujours par les ressources de l'hygiène thérapeutique, plus rationnelle, plus efficace que les punitions — et que le médecin neurologiste est le collaborateur indispensable du véritable éducateur moderne.

XXV

Conclusions.

Il nous faut demander à l'Université de prendre à sa charge la triple culture physique, intellectuelle et morale. — Les classes trop nombreuses et les professeurs trop divers, voilà le grand obstacle à cette culture individuelle qui nous apparaît nécessaire. — L'institution des professeurs adjoints.

Au moment de conclure, alors que je relis en épreuves d'imprimerie et comme s'ils étaient d'un autre, les chapitres de ce volume, je constate qu'ils me procurent tout d'abord le sentiment d'une excessive audace. J'ai conscience de m'être, moi profane, témérairement attaqué à des questions fort complexes, hérissées de difficultés pratiques et si malaisées à résoudre qu'elles ont découragé l'ingéniosité prudente et l'indiscutable bon vouloir des hommes les plus compétents.

Et pourtant, si ce petit livre a quelque chance

d'être utile, — j'entends de faire quelque conver-
sion aux idées qui me semblent sages, — n'est-ce
pas précisément parce que je ne suis point du
métier; parce que j'envisage les problèmes de
l'éducation indépendamment des coutumes, et
sans habitude d'esprit; parce que, voyant les
choses du dehors, je les vois de plus loin, ce qui
équivaut presque à les voir de plus haut; parce
que n'apportant d'autre compétence que celle
d'un médecin du système nerveux et d'un père de
famille passionnément attaché à l'amélioration du
sort de son enfant sur les bancs du collège, je ne
préconise point de système ni de doctrine préconçue, mais seulement quelques conclusions
partielles, nées de l'expérience et de l'observation
sans parti pris?

J'aurais beaucoup voulu ne pas verser dans
l'utopie, ne pas demander l'impossible et m'en
tenir à réclamer des modifications prochainement
réalisables; j'aurais voulu ne pas trop manquer
de bon sens. Y suis-je parvenu? Une récapitulation rapide va nous aider à faire honnêtement cet
examen de conscience.

Il m'a fallu partir de cette constatation première
— peu contestable, je crois bien — que la plu-

part des parents de ce temps, et notamment ceux de la classe bourgeoise des grandes villes, sont des éducateurs vraiment insuffisants, et que le plus sage, pour eux, est encore de demander à l'Université de vouloir bien prendre à sa charge la triple culture physique, intellectuelle et morale.

C'est beaucoup exiger des professeurs de nos lycées, déjà fort occupés alors qu'ils n'avaient pour besogne que d'orner l'esprit de nos fils. Pourront-ils suffire à la tâche, si l'on prétend leur imposer ce programme d'une extrême complexité : faire de nos enfants des hommes physiquement vigoureux et dispos, humanisés par la fréquentation des maîtres écrivains et des plus grands penseurs, aptes à savourer une œuvre d'art, munis de clartés suffisantes sur l'ensemble de la connaissance, et dotés avant leur entrée dans la vie d'une âme fière et généreuse, d'un caractère bien trempé? Est-il raisonnable d'espérer qu'un jour cette triple culture sera donnée à nos enfants non pas sommairement, à la grosse, au petit bonheur, mais individuellement, de telle sorte que chacun d'eux soit élevé précisément en vue de la destruction de ses défauts et du développement intégral de ses qualités naturelles? Oui certes, si l'on est décidé à en finir une fois pour toutes avec les classes encombrées et avec l'extrême diversité des professeurs. Le jour où nos lycées de France auront pour chaque classe des divisions de dix à quinze élèves, le jour où l'on en reviendra au professeur unique enseignant tout, sauf les langues vivantes, et suivant ses élèves pendant deux ou trois ans, la culture individuelle deviendra chose aisée à tous les maîtres qui auront pris une bonne fois conscience de l'étendue de leurs devoirs.

Dès maintenant, beaucoup d'entre eux se montrent prêts à accepter avec entrain toute tâche nouvelle qui leur paraîtra constituer un progrès véritable. Mais un esprit déplorable demeure, qui s'est fait jour tout récemment, lors du dernier congrès des professeurs de l'enseignement secondaire. On y a voté des résolutions comme celles-ci.

En ce qui concerne les professeurs adjoints :

1er vœu. — Le congrès, considérant que l'organisation du professorat adjoint, qui consiste à confier un enseignement régulier à des fonctionnaires qui ne sont ni professeurs ni chargés de cours, menace gravement : 1º la valeur de l'enseignement ; 2º l'avancement de toutes les classes de fonctionnaires de l'enseignement secondaire ; 3º et que par là même, loin de mettre fin à la crise de l'enseignement secondaire, elle risque de l'aggraver, en provoquant à la fois l'inquiétude du personnel enseignant et les réclamations des familles ;

Est d'avis : 1° que l'enseignement dans les lycées ne doit être confié qu'à des professeurs titulaires ou à des chargés de cours; 2° qu'aucune chaire existante ne doit être divisée en heures supplémentaires ou enseignements de professeurs adjoints; 3° qu'aucun service étranger à l'enseignement magistral ne doit être imposé aux professeurs; 4° que les heures supplémentaires d'enseignement doivent être rétribuées uniformément au taux du traitement normal moyen.

2ᵉ vœu. — Le congrès émet le vœu qu'aucun licencié ne puisse être nommé directement chargé de cours dans un lycée sans avoir au préalable exercé les fonctions de professeur de collège; exception est faite pour les licenciés admissibles à l'agrégation ou pourvus du grade de docteur ès lettres ou ès sciences.

3ᵉ vœu. — Le congrès émet le vœu qu'il soit créé des chaires nouvelles partout où le nombre d'heures d'un même enseignement, réparties entre plusieurs fonctionnaires, suffit à un service complet.

En ce qui concerne les récréations d'inter-classes :

Le congrès, considérant que la surveillance des récréations d'inter-classes faite par les professeurs ne serait qu'un acheminement vers la confusion des fonctions d'enseignement et de surveillance, signale aux pouvoirs publics les inconvénients que présenterait cette innovation;

Considérant d'autre part que la surveillance qu'on voudrait exiger des professeurs contre tout droit est, suivant l'expression du ministre de l'instruction publique (*Officiel* du 7 mars), « une besogne subalterne, ingrate et pénible », qu'aucune nécessité n'oblige l'administration à demander aux professeurs; qu'il n'y a aucun avantage sérieux à leur imposer ce service; que cette innovation soulève au contraire les difficultés les plus graves et est même à peu près impraticable;

Considérant enfin qu'elle fait reposer sur les professeurs une responsabilité juridique dont ils étaient exempts jusqu'ici et qu'elle tend à détruire le contrat tacite et le contrat écrit qui les lient à l'Université,

Est d'avis que la surveillance des récréations ne saurait être imposée aux professeurs.

Du point de vue où je me suis placé, la signification de ces vœux apparaît grave. Elle révèle un état d'âme diamétralement opposé à celui que je voudrais voir régner parmi les universitaires de ce temps. Ces vœux proclament, en effet, le vouloir de marquer des différences très tranchées entre les professeurs et les répétiteurs, entre le corps enseignant et le corps surveillant; ils affirment la nécessité d'une hiérarchie solide, où les seuls agrégés conserveraient jalousement le monopole de l'enseignement proprement dit. C'est la classe magistrale, tendant à se muer en cours de faculté, la culture intellectuelle pure donnée de haut, par d'éminents spécialistes, comme en Sorbonne, sans bonhomie et sans intimité, la surveillance des études et des récréations étant systématiquement confiée à des maîtres répétiteurs de culture modeste, dénués de prestige et par conséquent d'influence. C'est la ruine de cette éducation de tous les instants, paternelle, familière, confiante, presque amicale que nous avions rêvée, et qui ne se pourrait réaliser que grâce à un contact prolongé, presque incessant, entre le maître et les élèves. On ne peut prétendre à connaître l'intelligence et le cœur d'un enfant qu'à condition de le suivre au réfectoire, dans la cour où il joue, à l'étude où, livré à ses propres forces, il apprend à travailler de lui-même. Faire la psychologie d'un écolier en lui entendant réciter une leçon ou en corrigeant ses solécismes, est un tour de force impossible : et comment cultiver une âme sans même avoir tâché de la comprendre?

Les jésuites, pour qui je ne nourris pas d'enthousiasme immodéré, les jésuites savaient cela. Et ils vous avaient des façons d'organiser les récréations , de faire appeler pendant l'étude chacun de leurs élèves à tour de rôle, de causer amicalement avec eux, de les encourager, de partager leurs jeux, qui ne sont pas de si mauvais moyens d'éducation. Sans doute, l'Université ne saurait adopter ce que l'on nomme l'esprit de leurs maisons, ni leur manière, trop habile, d'incliner les âmes, de les dépersonnaliser, si l'on peut dire, et de les niveler. Mais je suis de ceux qui estiment que la suppression brusque de l'enseignement congréganiste lui impose de nouveaux devoirs, celui notamment d'hériter des qualités d'éducateurs qu'avaient incontestablement certains ordres religieux.

On répliquera justement qu'un professeur laïque a sa famille, ses ambitions personnelles, ses droits de citoyen, et que, déjà, sa tâche est bien trop lourde pour les appointements, fort modestes, qu'il touche. Je l'accorde bien volontiers. Mais ces objections ne sont pas insolubles.

On les a résolues dans certaines maisons d'éducation qui sont assurément prospères. A l'école Alsacienne, au collège de Normandie, à l'école des Roches, à Liancourt, à l'école Gory, les pensionnaires prennent leurs repas, soit dans la famille même de leurs professeurs, soit dans des réfectoires où ils sont mêlés avec eux, où ils rencontrent leurs femmes et leurs filles, ce qui les accoutume à vivre en bonne compagnie, à ne pas s'effarer de la présence d'un femme ou d'une jeune fille, et ce qui permet à leurs maîtres de les suivre dans ces moments de liberté où leur jeune âme se révèle le mieux, où s'affirme leur caractère, leur personnalité native. Pourquoi notre Université ne tenterait-elle pas quelques essais de modifications de ses internats dans ce sens ?

Je redoute, pour nos enfants, un corps de professeurs trop éminents, trop spécialisés, trop ennemis du sage terre-à-terre, trop enclins à ne s'occuper que des meilleurs élèves et à abandonner les médiocres, c'est-à-dire ceux-là qu'il est intéressant et utile d'aider dans leurs médiocres efforts. Mais cependant, si l'on tient absolument au bel orgueil d'avoir des maîtres de très haute culture, — ce que je comprends après tout, — attachons-nous du moins à remanier énergiquement l'institution, absolument insuffisante, de nos maîtres répétiteurs.

Créons une catégorie de professeurs adjoints, plus jeunes, plus modestes et plus asservis que les titulaires ; exigeons d'eux qu'ils passent en ces postes secondaires un stage nécessaire pour parvenir aux chaires magistrales. Ces professeurs adjoints, sortis de l'école normale et nourris de pédagogie moderne, serviraient à la fois de surveillants et de répétiteurs au sens véritable du mot ; ils présideraient aux récréations et aux études, dirigeraient le labeur personnel des enfants, leur apprendraient à travailler, échangeraient avec le professeur en titre leurs observations quotidiennes sur la psychologie de chacun d'eux, et se chargeraient plus spécialement de l'éducation morale. Ne serait-ce pas excellent? Sans doute, cela ne manquerait point d'entraîner un surcroît de dépenses. Mais nous allons voir tout à l'heure que, peut-être, il y aurait moyen d'y subvenir, sans trop grever le budget national.

XXVI

Conclusions (*suite*).

Récapitulation. — Pour accomplir les réformes les plus urgentes, l'Université manque d'argent. — Comment on pourrait lui créer des ressources pécuniaires sans grever le budget. — Notre enseignement secondaire ne se paye pas assez cher. — Un comité consultatif des pères de famille, sous la présidence du proviseur.

Reprenons maintenant l'énumération des réformes partielles dont il nous paraît utile de poursuivre la prompte réalisation.

Au point de vue de la vie physique, du « développement animal », pour employer le mot excellent d'Emerson, nous demandons l'institution d'un régime alimentaire rationnel, tel qu'il convient à des enfants qui ont à suffire aux fatigues multiples de la croissance, de l'exercice musculaire et de la culture intellectuelle. Nous souhaitons que l'enseignement de la gymnastique rationnelle soit obligatoire pour tous, quotidien, proportionné à la résistance de chacun, et que tous les élèves, pendant la dernière heure qui précède le repas de midi, y prennent part en même temps. Ces exercices n'auront rien de commun avec la gymnastique d'acrobates, mais seront combinés, selon les préceptes de la physiologie, en vue du développement des différents groupes musculaires, de l'amplification de la capacité respiratoire des poumons, et du rehaussement de la vigueur contractile du cœur. Nous voulons qu'on nous fasse des fils dont les muscles soient riches en tonicité, dont les membres soient forts et souples, et dont les artères musclées portent au cerveau un sang riche en globules rouges.

Nous réclamons des dortoirs hygiéniques et faciles à surveiller, des récréations animées, un peu d'entraînement aux travaux manuels. Les pratiques quotidiennes d'hydrothérapie nous semblent nécessaires; nos écoliers devraient contracter au lycée des habitudes, à jamais enracinées, de propreté minutieuse.

Il nous paraît désormais impossible que le service médical des lycées ne soit pas assuré par un personnel plus nombreux, plus spécialement compétent; sa fonction ne sera pas uniquement de prévenir la typhoïde, de soigner des rhumes, des rougeoles ou des oreillons, mais aussi d'établir la fiche sanitaire de chaque élève, afin de déceler chez ceux qui semblent bien portants les diathèses cachées, les maladies latentes. Les médecins de nos lycées, conscients des rapports intimes du physique avec le moral, auront encore pour mission de veiller au bon fonctionnement cérébral de chacun; les enfants indociles, paresseux, inattentifs, distraits, mélancoliques ou colères seront soumis à l'examen fréquent du médecin neurologiste qui, bien souvent, saura trouver, dans les ressources de l'hygiène et de la thérapeutique appropriées, le moyen d'améliorer ces jeunes cerveaux presque toujours touchés par les névroses précoces.

Pour ce qui est de la vie de l'esprit, nous ne pensons pas qu'il y ait lieu de réclamer violemment contre la surcharge des programmes, à la condition expresse que ces programmes soient appliqués dans l'esprit où ils sont conçus, à savoir : donner à nos enfants des clartés suffisantes sur l'ensemble de la connaissance humaine. On pourrait, cependant, s'attarder un peu moins aux études latines, qui prennent vraiment trop de temps, pour un résultat véritablement bien médiocre. Le nombre d'heures formidable que l'on y consacre est en disproportion incontestable avec la pauvreté de la moyenne des épreuves au baccalauréat. Ici, le gaspillage est par trop évident pour que l'on ne souhaite pas d'y voir porter remède.

La culture classique est, pour l'esprit, un ennoblissement : une intelligence assouplie à la gymnastique des versions latines, nourrie de citations heureusement choisies, capable de s'enthousiasmer pour quelques beaux vers de Virgile, est humainement supérieure à la mentalité d'un illettré. N'oublions pas, pourtant, que, de nos jours, un homme cultivé doit savoir ce que nous pouvons présumer de la formation du globe, ce que nous connaissons des espaces célestes, de la vie des végétaux et des espèces animales à qui la terre donne asile. Ce qu'il s'agit d'apprendre aux élèves de nos lycées, ce n'est point des nomenclatures, des classifications, des descriptions détaillées, mais bien plutôt des notions d'ensemble en même temps précises et générales, étayées d'exemples frappants.

Le rudiment des sciences chimiques et physiques, les éléments de l'anatomie humaine et du fonctionnement de notre organisme sont choses civilisatrices autant que la conjugaison des verbes latins, et une bonne rêverie, les yeux levés sur la voûte étoilée, vaut bien des pages de Tite Live, pour la formation d'un esprit philosophique.

L'enseignement des langues vivantes, de la géographie et de l'histoire a fait de grands progrès depuis dix ans. Celui de la mathématique garde encore des allures abstraites, mal faites pour encourager ceux qui ne naissent pas algébristes et géomètres. M. de Freycinet, en s'efforçant de démontrer l'origine expérimentale de la géométrie, aurait rendu un signalé service, si cette conception passait dans l'âme de nos professeurs. Leur rôle n'est point, en effet, de communiquer aux enfants que nous leur confions leur amour de spécialistes pour le calcul à ses divers degrés, mais bien plutôt de leur apprendre comment l'homme, au cours des siècles, s'est avisé, pour économiser le temps, de ne plus compter sur ses doigts, de faire des opérations, et de se poser des problèmes que des règles ingénieuses permettent de promptement résoudre. C'est l'histoire de l'évolution des mathématiques qu'il faudrait enseigner, ainsi que l'on fait de l'histoire des doctrines philosophiques. Les lois qui régissent la mesure des triangles, fastidieuses, convenons-en, pour qui n'en conçoit point l'emploi, intéressent les plus rebelles dès qu'il s'agit d'arpenter un champ ou de mesurer sur place, goniomètre en main, la hauteur d'une tour Eiffel ou de quelque colline. Un enseignement qui ennuie est un mauvais enseignement.

Dans les critiques adressées à nos méthodes d'enseignement par quelques-uns de mes confrères du corps médical, le mot de surmenage me paraît revenir un peu trop fréquemment. Le véritable surmenage scolaire est, en fait, assez rare. Mais il est vrai que bon nombre de lycéens ont quelque peine à s'assimiler, comme il conviendrait, les notions multiples et diverses qu'on leur donne au cours de leurs études. Cela tient, j'imagine, beaucoup plus aux méthodes d'enseignement qu'à la surchage des programmes.

Médiocrement nourris, entassés dans des bâtiments insuffisamment aérés, trop longtemps tenus enfermés, accoutumés à un travail qui se prolonge sans intensité, et qui perd en vigueur ce qu'il gagne en durée, au détriment de la vie au grand air; déroutés par des professeurs trop divers, par des classes trop décousues, par des changements incessants de maitres, de méthodes et de sujets d'études; groupés, d'ailleurs, en trop grand nombre pour que le professeur puisse faire autre chose que de la culture à la grosse, et s'occuper utilement des moins doués; mal guidés à l'étude, mal entraînés au travail personnel, nos enfants — s'ils ne sont pas doués de cette grosse santé d'âme, de ce bon vouloir sans lassitude, de cette docilité sans préférences qui caractérisent tant de bons élèves, — nos enfants se laissent vite déborder, submerger sous le flot des connaissances de toutes sortes, qui valent surtout par leur enchaînement; et il se fait, dans la trame de leur jeune savoir, des lacunes malaisément réparables plus tard.

Nous avons peine à croire encore à l'efficacité du système d'émulation actuellement en vigueur. De plus en plus, l'utilité des compositions, des classements par ordre de mérite, des distributions de prix apparaît contestable. La culture individuelle, le développement de chacun, pour l'atténuation de ses défauts particuliers et l'épanouissement complet de ses dons naturels, voilà ce que nous réclamons.

Et nous poussons encore l'ambition jusqu'à souhaiter ardemment que nos fils reçoivent au collège une éducation morale, qu'on leur apprenne à devenir de braves gens, qu'on leur souffle une ambition tempérée de générosité d'âme, et que le lycée soit une école de sage préparation à la vie.

Certes, c'est un programme compliqué que le nôtre. Nous demandons beaucoup de choses à des hommes nécessairement imparfaits en dépit de leur admirable bon vouloir et de qui nous exigeons les vertus d'un père de famille, d'un savant et d'un apôtre.

Etudions à présent les moyens de leur faciliter une aussi noble et aussi difficile tâche.

Le grand défaut, on pourrait dire le seul défaut de nos institutions universitaires, c'est la modicité de leurs ressources pécuniaires. La parcimonie leur est commandée par cette double considération que le lycée doit être à la portée des plus modestes bourses, et que le budget annuel présenté à l'approbation des Chambres ne doit pas être surchargé. D'année en année, l'État doit faire face à des dépenses plus complexes. Notre conception actuelle de son rôle le veut ainsi, et aussi les impérieuses exigences de certaines catégories d'électeurs influents ; nos députés se montrent naturellement complaisants aux dépenses qui contribuent à assurer leur réélection, et le budget de l'enseignement secondaire n'a rien d'électoral.

Encore, si nous avions en France la coutume

des dons généreux et des fondations magnifiques comme il s'en fait aux États-Unis par exemple. Mais, en notre pays de fortunes moyennes et de richesse disséminée, cela n'entre pas dans les mœurs. Un père de famille, riche de 300 000 francs de rente, paye 300 francs d'externat pour son fils, ni plus ni moins qu'un petit employé des contributions, et l'idée ne vient à personne de doter un lycée d'un revenu destiné, par exemple, à dédoubler une division trop nombreuse. Viendrait-elle, qu'elle surprendrait. Que de difficultés si une pareille proposition se faisait : les bureaux n'en reviendraient pas !

Et cependant on voit, depuis quelques années, s'organiser dans Paris des écoles particulières, manifestement destinées à combler la plupart des lacunes que j'ai pris à tâche d'étaler dans ces causeries. Je n'entends point uniquement parler de ces écoles de plein air, à la manière anglaise, bonnes assurément à assurer le développement de l'énergie physique et l'endurance à la fatigue musculaire, mais dont quelques-unes se sont bientôt montrées insuffisantes au point de vue de la culture intellectuelle, et qui ont, d'autre part, l'inconvénient, appréciable en France, de rompre un peu trop rudement les liens avec la famille. Je veux bien reconnaître qu'il existe une certaine supériorité anglo-saxonne, et j'estime que M. Demolins a rendu de signalés services en provoquant le beau mouvement d'opinion que chacun sait, par la série de ses publications sur ce sujet. L'école des Roches, celle de Liancourt, et ce collège de **Normandie** qui, par certains côtés, s'approche de la perfection réalisable, constituent des tentatives tout à fait dignes d'attention, de sympathie et d'encouragements. Mais peut-être n'est-il pas tout à fait souhaitable, en ce pays de France si profondément familial, de vouloir faire de nos fils uniquement des explorateurs ou des colons pour pays neufs, avec ce je ne sais quoi d'un peu rude, d'un peu fruste, d'un peu pirate, que l'Angleterre, sagement avertie, tend à vouloir éteindre chez ses enfants par une culture un peu plus relevée, un peu plus désintéressée, un peu moins lourdement utilitaire.

Naguère nous n'avions ici, en dehors des lycées et des institutions religieuses, que des « boîtes à bachot », où l'on surchauffait malgré eux les candidats récalcitrants en vue de l'examen final. Les écoles que je veux dire sont toutes différentes. Situées à Paris, dans un hôtel avec jardin, à proximité d'un lycée, elles prennent des enfants très jeunes pour en faire l'éducation physique, intellectuelle et morale. Elles se suffisent à elles-mêmes jusqu'à la classe de quatrième ou de troisième; après quoi, elles conduisent leurs élèves au lycée pour les heures de classes, se réservant de leur donner, avec une bonne alimentation, l'enseignement de la gymnastique et de veiller, comme pourrait le faire un répétiteur excellent, à la bonne exécution des devoirs.

Ces écoles valent, bien entendu, ce que vaut l'homme qui les mène. J'en connais, pour ma part, qui sont vraiment très bien conduites. Il y règne, en dehors de toute doctrine confessionnelle, un esprit de probité intellectuelle et morale, un entrain au travail, une joie dans l'activité, une intimité confiante entre maîtres et élèves, qui sont bien faits pour satisfaire les pères les plus exigeants. Les classes étant peu nombreuses — jamais de plus de huit ou dix élèves, — chaque professeur connaît à merveille ceux qu'il a charge d'instruire et d'élever; les classes et les études étant coupées — j'ai déjà dit comment — par de courtes récréations, on n'y connaît pas la fatigue, encore que le travail y soit singulièrement actif, et les moments consacrés à l'amusement proprement dit plus restreints que les enfants eux-mêmes ne se l'imaginent, tant on leur rend la besogne attrayante. Et le soir, chacun d'eux rentre dans sa famille, entièrement libéré de ses devoirs et de ses leçons, l'âme tranquille, le cœur content, pour y goûter les joies utiles du foyer.

Certains esprits estimeront peut-être que ces institutions libres risquent de faire une concurrence redoutable aux lycées de l'Etat. Ceux qui rêvent de monopole universitaire prendraient sans doute quelque plaisir à les voir disparaître. Leur suppression ne serait qu'une inutile et mauvaise action. Rien n'est plus respectable que la concurrence, et le progrès en naît toujours. Loin de les pourchasser, l'Université, si elle est sage, tâchera de leur prendre ce qu'elles ont de bon, à savoir : la souplesse du fonctionnement et les classes par petits groupes de dix à douze élèves. Instruits comme ils le sont et mieux initiés à la pédagogie, nos maîtres seront bien vite à la hauteur de leur triple tâche d'hygiénistes, de professeurs et d'éducateurs, si la classe est assez restreinte pour qu'y règne l'intimité. Tout bien pesé, c'est à cela que se résume la réforme nécessaire, urgente, suffisante : peu d'élèves pour un professeur presque toujours en contact avec eux.

Il faut agrandir les lycées ou, mieux encore,

faire un plus grand nombre de lycées plus petits, multiplier les professeurs, et non point dans le sens de donner à chaque division, pour l'instruire, un latiniste éminent, un géographe émérite, un historien de vaste envergure, un mathématicien hors pair, un naturaliste transcendant, un physicien ou un chimiste de premier ordre; nous avons déjà reconnu que l'éparpillement de l'attention sur des sujets trop divers et le fait de passer trop fréquemment d'un maître à l'autre, d'une méthode à une autre méthode, ne sont pas sans péril. L'enseignement secondaire doit différer absolument de l'enseignement supérieur; des classes de lycée ne sauraient être des cours de faculté.

Jusqu'à la classe de seconde, l'idéal serait qu'un seul maître, secondé par un professeur adjoint, fût chargé de l'enseignement de toutes les matières, mathématiques, sciences naturelles et langues vivantes exceptées. Le professeur adjoint ferait, comme nous l'avons dit, les surveillances des récréations et des études, où son rôle consisterait à prolonger l'enseignement du titulaire, à guider les élèves en vue de leur entraînement au travail personnel; et sa tâche serait encore de s'occuper plus spécialement de leur éducation morale.

Mais où trouver l'argent pour accomplir cette

rénovation profonde, qui comporterait inévitablement des constructions nouvelles, et un accroissement notable du personnel supérieur, plus largement rétribué?

Sans doute, il faudrait recourir, pour une part, aux deniers publics? La chose en vaut la peine, et j'imagine qu'un ministre un peu persuasif enlèverait facilement un vote qui tendrait à consacrer quelques centaines de mille francs au perfectionnement de notre enseignement secondaire.

Mais j'entrevois d'autres moyens d'augmenter les ressources de l'Université. On peut soutenir, ce me semble, sans déraison, que le prix de l'internat et de la pension dans nos lycées est d'un bon marché excessif. Est-il véritablement souhaitable que l'enseignement secondaire intégral soit donné à un si grand nombre de petits citoyens français? La vitalité commerciale et industrielle de ce pays ne serait-elle pas accrue, au contraire, du fait que le lycée serait désencombré au profit des écoles professionnelles, et des écoles primaires supérieures, si merveilleusement organisées chez nous en ce temps-ci? C'est là une question de très haute importance, et que nous n'osons pas, semble-t-il, aborder franchement, par crainte de ne pas paraître assez démocratiques. Et d'ailleurs, on peut toujours multiplier les bourses ou les demi-bourses, destinées aux enfants de condition modeste, et qui semblent avoir la vocation vraie des études plus relevées. Mais désencombrer le lycée, n'est-ce pas, du même coup, y relever le niveau des études, donner plus de valeur aux épreuves du baccalauréat, et détourner le plus grand nombre des professions dites libérales, de l'état de fonctionnaire où végètent tant de Français? Quand donc aurons-nous le courage de ne pas nous payer de mots, et tout en procurant à la masse une éducation solide, une culture large et suffisante, de consentir franchement à la formation d'une élite restreinte, hautement cultivée, sérieusement préparée à sa fonction nécessaire de classe dirigeante!

A défaut de ce moyen-là — on aura, je le crains, quelque peine à le faire adopter — je veux en proposer un autre qui paraîtra, sans doute, plus immédiatement réalisable.

Pourquoi ne pas créer dans tous les lycées de France une association dûment constituée des pères de famille, directement intéressés à s'occuper activement de l'éducation de leurs fils? Cette association s'astreindrait à une cotisation annuelle modeste, mais que les parents riches

auraient le loisir d'augmenter à leur gré : la caisse
ainsi constituée servirait à l'amélioration de l'organisation scolaire ; des délégués, représentant un
apport pécuniaire important, auraient voix con-
sultative, et constitueraient, auprès du proviseur,
un Conseil qu'il réunirait à intervalles déterminés,
et avec lequel il lui serait facile de s'entendre.
Certes, ce seraient là pour lui quelques tracas de
plus ; mais que de choses excellentes on pourrait
réaliser ainsi ! Et, pour les pères de famille, quel
progrès que de les arracher à leur invraisemblable
indifférence, pour les contraindre à prendre une
part sérieuse, prépondérante, constante à l'amélioration du sort de leurs enfants sur les bancs
du collège !

Tel est l'ensemble des réformes qui me paraissent
souhaitables et réalisables sans secousses fâcheu-
ses. Avec le sentiment très net de mon insuffisance et de leur imperfection, je les livre aux
réflexions de tous ceux qu'intéressent tous ces
problèmes de l'éducation, dont l'importance est
évidente pour l'avenir de ce pays.

Dans le discours qu'il prononçait, le 11 juin 1905,
à la séance d'inauguration du deuxième congrès
d'hygiène scolaire, M. Ernest Lavisse, directeur
de l'École normale supérieure, parlait ainsi :

« Il ne faut pas se dissimuler que l'endroit où le passé se défend le plus longtemps, c'est justement celui où l'on dit que l'on prépare l'avenir, c'est le collège. »

Et parmi les raisons qui expliquent cet état attardé, il donnait celle-ci : « C'est parce que l'éducation est dirigée par deux collectivités, en somme, par l'État et par l'Église, et que les collectivités sont d'action lente, conservatrices, même lorsqu'elles ont l'air d'être révolutionnaires ».

Rien de plus vrai. Le grand obstacle aux rapides progrès vient, bien évidemment, de ce que l'Instruction publique est, en France, affaire d'administration. En principe, l'État ne devrait exercer, sur l'enseignement secondaire, qu'une mission de contrôle. Là comme ailleurs, l'évolution vers le mieux ne devrait naître que de la libre concurrence, et il faut tenir pour enviables les pays qui savent se passer d'un enseignement par l'État.

Mais c'est un rêve à trop longue échéance, et notre pays n'est pas mûr pour tant de liberté. Admirons, cependant, que nos fonctionnaires enseignants aient su garder, quoique fonctionnaires, tant de bon vouloir, tant de libéralisme, un sentiment si vif de leur devoir. Ce sont de braves gens, dont on peut espérer beaucoup. Le grand

malheur serait que l'on en vînt à supprimer — on
en a parlé ces temps-ci — ces écoles libres, organisées par l'initiative privée, à qui nous devons
la plupart des réformes heureuses dont l'université commence à bien comprendre l'intérêt. Craignons par-dessus tout d'anéantir cette bienheureuse concurrence. Organiser le monopole, c'est
organiser la routine, c'est détruire toute espérance
d'évolution, toute probabilité de progrès.

TABLE DES MATIÈRES

PREMIÈRE PARTIE
LA VIE PHYSIQUE

I

Le choix d'une école.

II

Au réfectoire.

VII

De la surcharge des programmes.

VIII

De la surcharge des programmes (*suite*).

IX

La suppression du latin.

X

L'esprit scientifique.

XI

De la nécessité d'enseigner l'hygiène.

XII

Psychologie de l'écolier.

XIII

Du bon et du mauvais vouloir chez l'écolier.

XIV

De l'inattention et de son traitement.

XV

Une méthode de travail.

XVI

Une méthode de travail (*suite*).

XVII

Les vertus de l'émulation.

TROISIÈME PARTIE

LA VIE MORALE

XVIII

L'enseignement de la morale.

XXIII

L'amour du vrai.

XXIV

Les punitions.

XXV

Conclusions.

XXVI

Conclusions (*suite.*)

1008-01. - Coulommiers. Imp. PAUL BRODARD, — G-05.